„Was ist so angenehm, zugleich die Natur
und sich selbst zu erforschen,
weder ihr noch dem eigenen Geist Gewalt anzutun,
sondern beide in sanfter Wechselwirkung
miteinander ins Gleichgewicht zu bringen."

Johann Wolfgang von Goethe

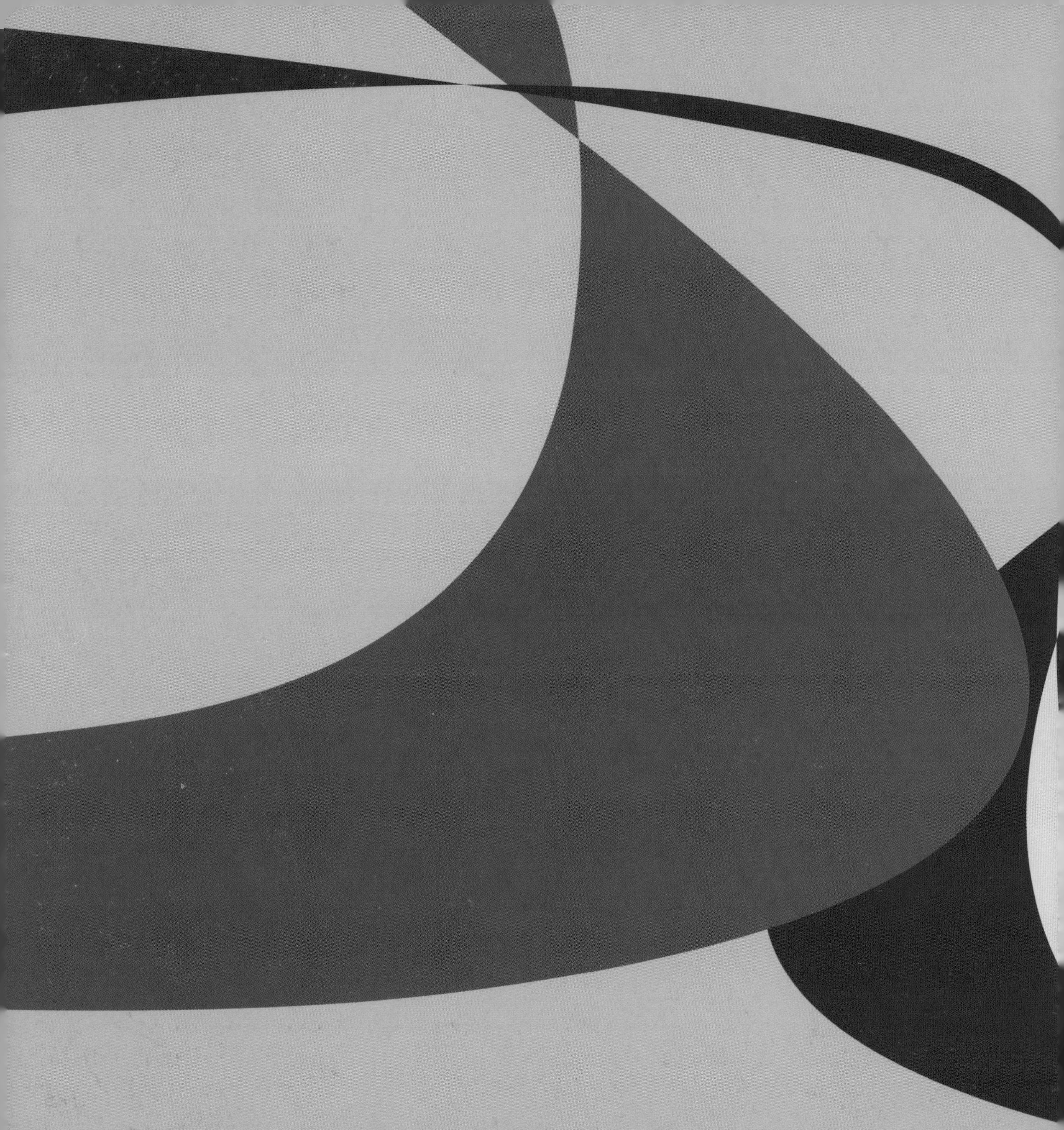

Rita Pilaske

HeilkräuterTee

Bewährte Teemischungen
für alle Fälle

avBUCH

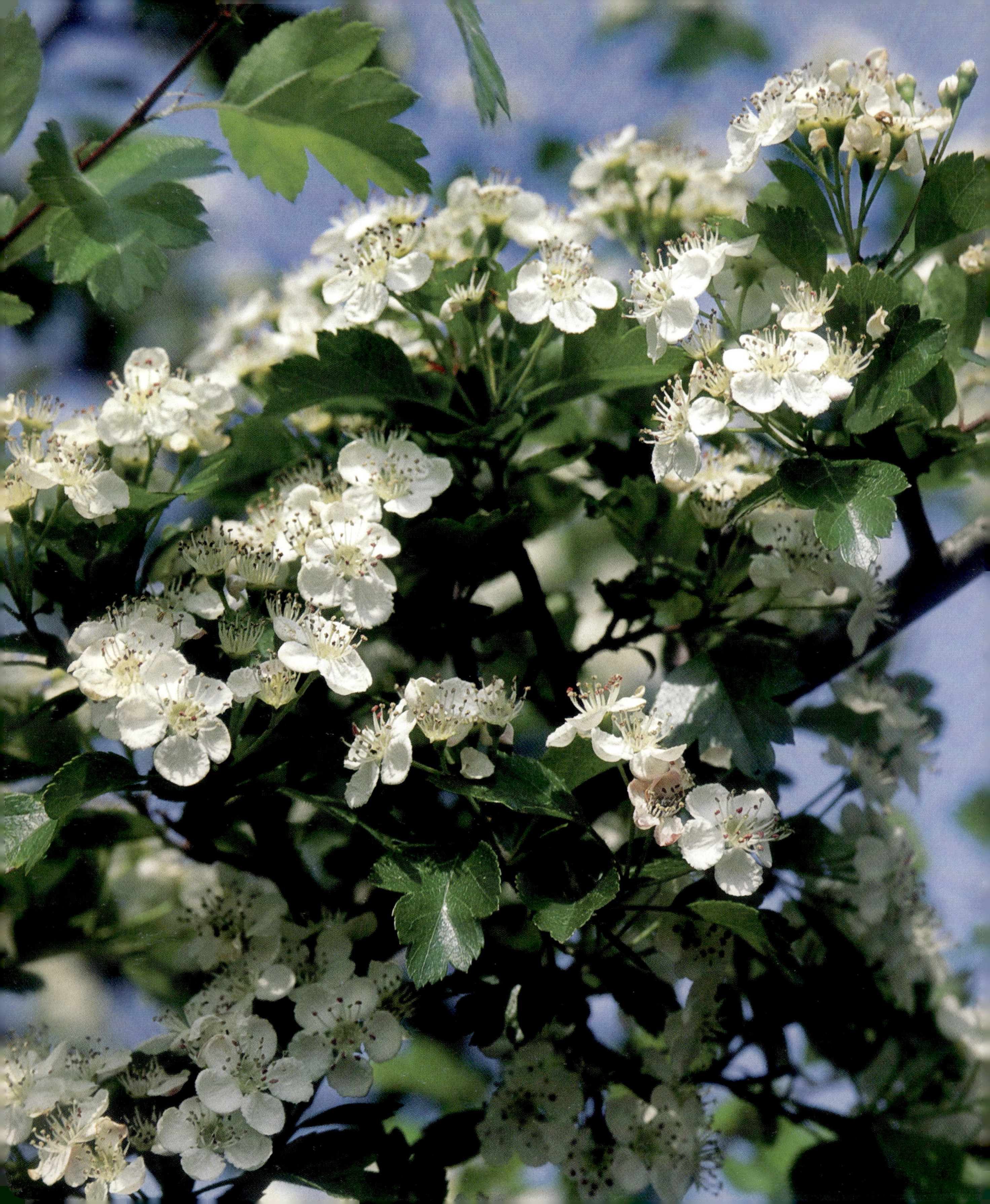

Inhalt

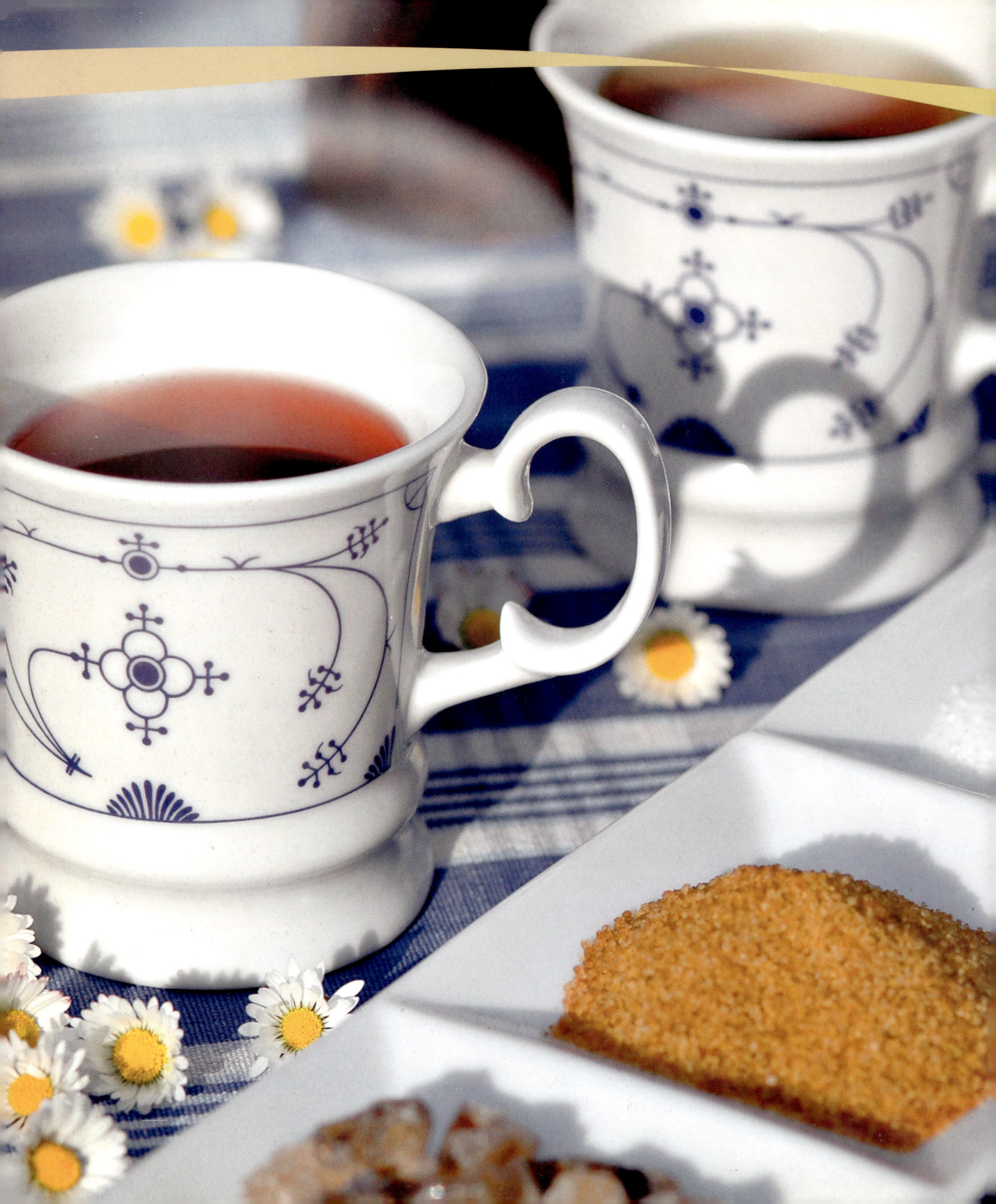

Vorwort

„Abwarten und Tee trinken"! Diesen gut gemeinten Ratschlag kennen Sie bestimmt. Er ist zwar nicht grundsätzlich als Aufforderung zu verstehen, doch in vielen Situationen kann man auf den wohltuenden Einfluss eines Tässchens Tees vertrauen.
In einigen Kulturen hat sich das Tee trinken sogar zu einer wahren Kunst entwickelt. Schon die Zubereitung kommt einer feierlichen Handlung gleich, eine Zeremonie, bei der alle Sinne angesprochen werden. Farben, die Wohlgerüche der Zutaten und das Geräusch des brodelnden Wassers sind Teile des Rituals. Und natürlich am Schluss der Genuss der feinen Aromen. Das ist wie einschmeichelnde, zärtlich klingende Musik, welche Körper, Seele und Geist in Einklang bringt.
Das gilt auch für die Zubereitung eines Kräutertees. Wir sollten dabei mit uns selbst in Harmonie sein, im Einklang mit allem. In unserem hektischen Alltag bleibt das aber oft ein frommer Wunsch. Stressfaktoren wie Ärger, Kummer, Leistungsdruck, Krankheit und vieles mehr stellen immer größere Anforderungen an unsere Leistungsfähigkeit. Das betrifft auch und besonders Frauen, die sich oft in einem Balanceakt zwischen Job und Familie aufreiben. Die Folgen sind hinlänglich bekannt, Erschöpfung, Überreizung und sogar ernsthafte Erkrankungen bis hin zum Burnout-Syndrom (engl.: to burn out = ausbrennen).
Dem entgegen steht der Wunsch nach Erholung, Entspannung, einfach einmal die Seele baumeln zu lassen. Oder einfach die „Akkus" wieder aufzuladen, um wieder Ausgeglichenheit und die innere Balance zu finden. Unverzichtbar, um sich zu regenerieren und neu in die Kraft zu kommen, ist Bewegung an der frischen Luft, eine gesunde Ernährung und ab und zu eine Pause zum Entspannen und Abschalten. Doch wie so oft reichen die guten Vorsätze nicht weit.
Aber es muss nicht gleich das Fitness-Studio oder der Waldlauf sein, Entspannung und Wohlgefühle finden sich auch in den kleinen, oft unscheinbaren Dingen. Und der Platz zum Wohlfühlen schlechthin ist das eigene Heim. Mit wenigen Handgriffen können Sie eine Atmosphäre zaubern, in der Sie sich entspannen und für einige Zeit dem Alltag entfliehen können. Setzen Sie Teewasser auf, bereiten Sie Ihren Lieblings-Kräutertee zu und machen Sie es sich gemütlich. Lauschen Sie dabei Ihrer Lieblingsmusik, geben Sie ein paar wohlriechende Öle in eine Duftlampe oder zünden Sie ein Räucherstäbchen an. Zelebrieren Sie Ihre wohlverdiente Ruhepause, feiern Sie diesen kleinen Augenblick, der nur Ihnen gehört.
Doch in einer solchen „unscheinbaren" Tasse Tee steckt noch viel mehr. In diesem Ratgeber möchte ich Ihnen einen ersten Eindruck von der wunderbaren Welt der Teekräuter und ihren heilsamen Wirkung vermitteln.
Ich wünsche Ihnen nun viel Freude beim Lesen. Öffnen Sie sich für die Heilkräfte der Natur und vertrauen Sie in Ihre eigenen Selbstheilungskräfte. Was auch kommen mag, Sie wissen schon: „Abwarten und Tee trinken".

Ihre
Rita Pilaske

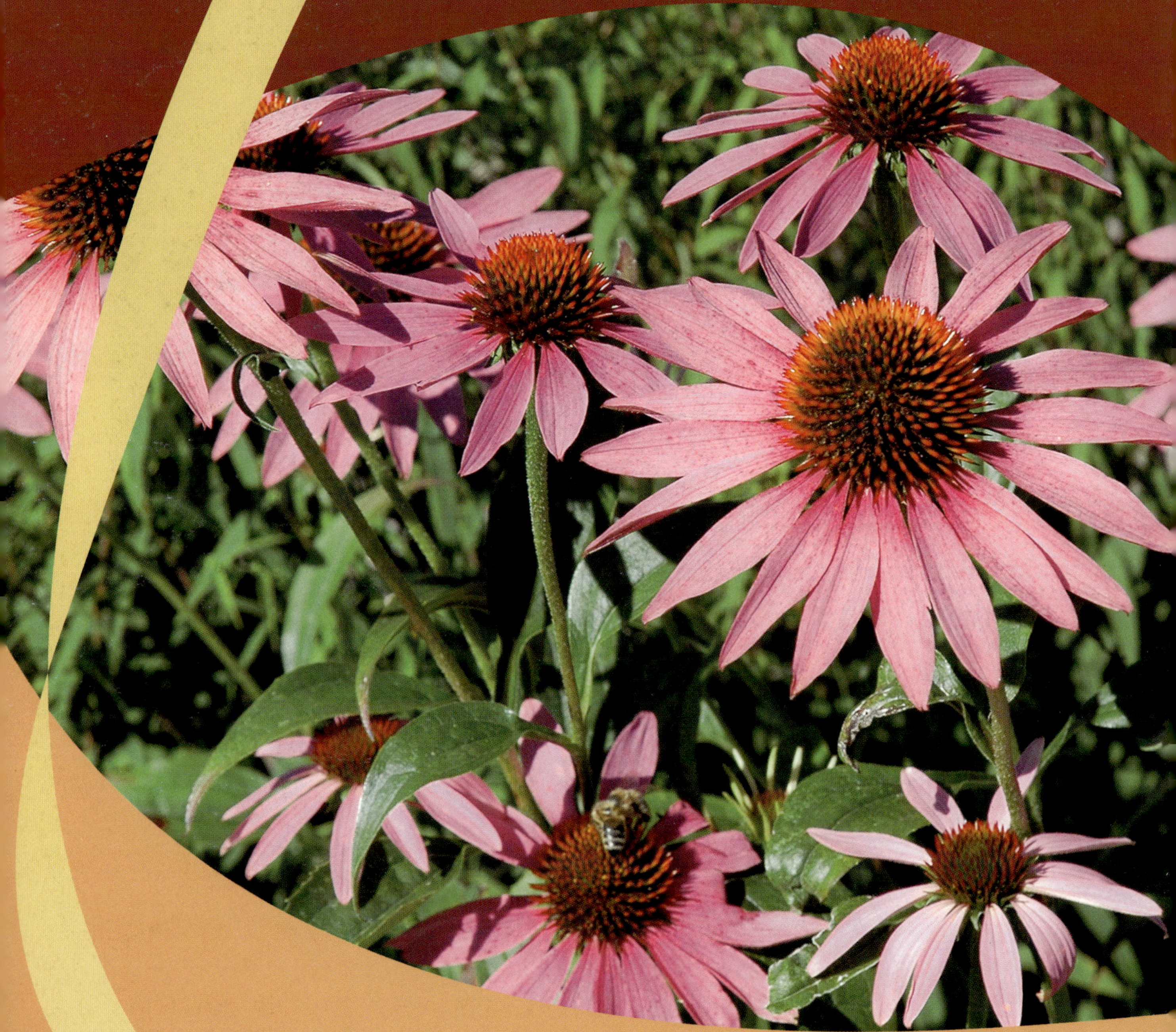

Pflanzenheilkunde – Hibiskus gegen Cholesterin?

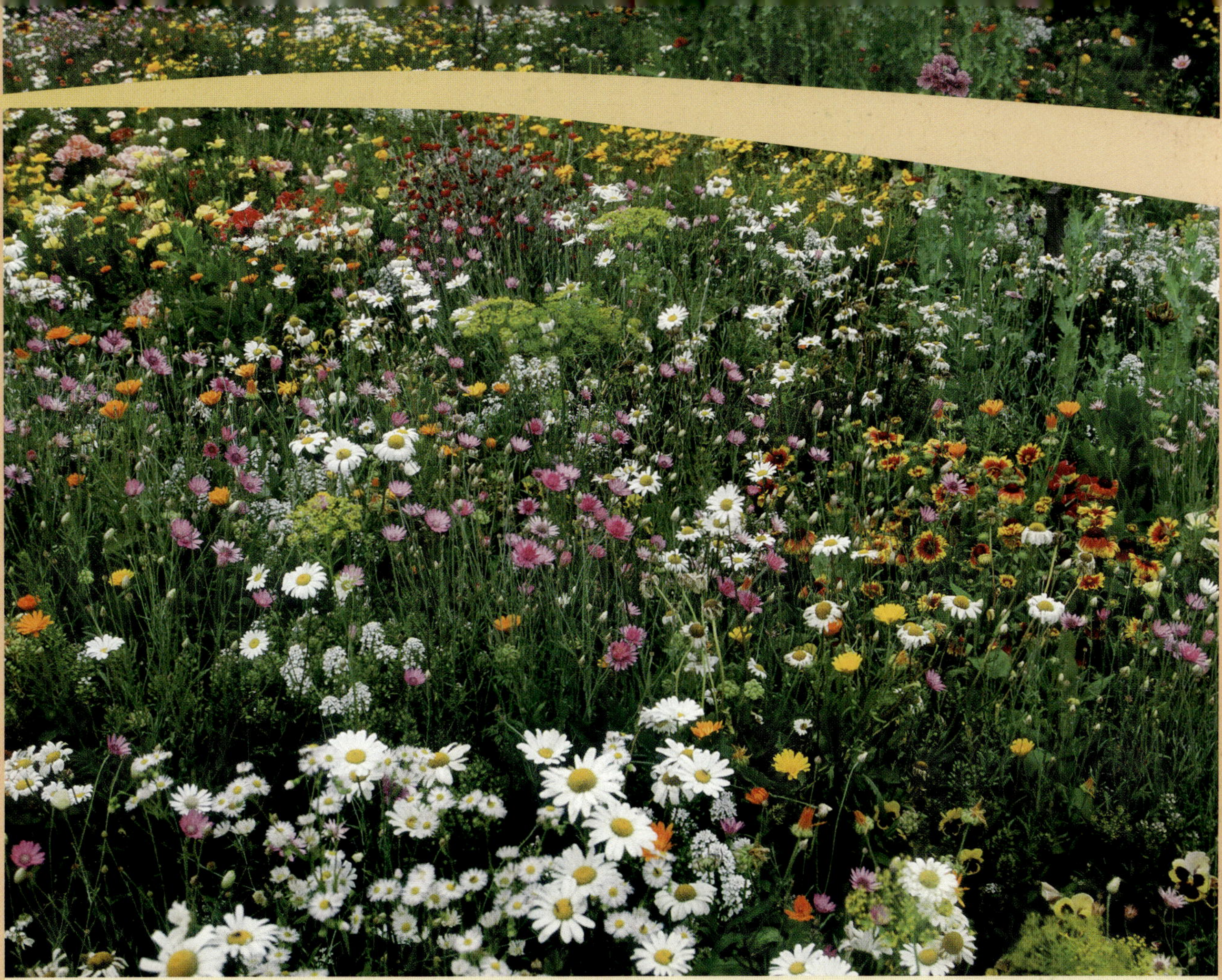

In der Natur ist gegen jedes Zipperlein ein Kraut gewachsen.

Sanfte Heilmittel von Mutter Natur

Butterblume

Butterblumengelbe Wiesen,
sauerampferrot getönt,
o du überreiches Sprießen,
wie das Aug dich nie gewöhnt!
Wohlgesangdurchschwellte Bäume,
wunderblütenschneebereift
ja, fürwahr, ihr zeigt uns Träume,
wie die Brust sie kaum begreift.

Christian Morgenstern

Die Natur stellt uns sanfte Heilmittel in großer Auswahl zur Verfügung. Es ist also gar nicht notwendig, gleich bei jedem Zipperlein mit schweren Geschützen aufzufahren.

Wohltuende pflanzliche ätherische Öle, Pflanzenessenzen, Tinkturen, natürliche Vitamine und Mikronährstoffe, wie auch alt bekannte Hausmittel, etwa Kartoffelauflagen oder Quark- und Kohlwickel –, sie alle haben ihre Berechtigung und können so manche Alltagsbeschwerden kurieren, und das ganz ohne Nebenwirkungen.

Pflanzenmedizin, altbewährt und voll im Trend

Die Pflanzenheilkunde ist die älteste Therapie zur Behandlung von Krankheiten. Man kann sogar behaupten, dass sie bis zum Beginn des 19. Jahrhunderts die wichtigste medizinische Lehre war. Auch die moderne Pharmaindustrie fußt überwiegend auf der alten Tradition der Heilpflanzenkunde.

Unsere Vorfahren sammelten über die Jahrhunderte hinweg Erfahrungen, die sie befähigten, Pflanzen gezielt gegen allerlei Leiden einzusetzen. Die Praxis lehrte sie, welche Dosierungen heilend und welche eher schädlich wirken. Die moderne Phytotherapie (griech.: Phyto = Pflanze) entwickelte sich in ihrer gegenwärtigen Komplexität aus dieser traditionellen Erfahrungsheilkunde.

Kräuter im Mittelpunkt der Forschung

Genau betrachtet, lässt sich die Pflanzenheilkunde in zwei unterschiedliche Ansätze teilen. Das ist der wissenschaftlich-rationale Ansatz, wobei die Wirksamkeit der Pflanzeninhaltsstoffe einer wissenschaftlichen Prüfung unterzogen wird, und die traditionellen Erfahrungsmedizin, die rein auf überliefertem Wissen beruht. Dies bedeutet keinesfalls, dass die sogenannte Erfahrungsmedizin weniger wirksam ist, sie ist lediglich noch nicht wissenschaftlich untermauert. Das verwundert nicht, wenn wir davon ausgehen, dass es vermutlich 500 000 Pflanzenarten auf unserer Erde gibt. Von dieser unvorstellbar großen Anzahl wurden erst rund 12 000 Arten wissenschaftlich beschrieben, von diesen sind gerade einmal 5000 medizinisch erforscht. Wissenschaftler vermuten, dass in der noch weitgehend unergründeten Welt der Pflanzen ungefähr 60 000 Arten von medizinischem Interesse sein könnten. Und dabei gibt es immer wieder Überraschungen. So steht momentan die allseits bekannte, farbenprächtige Hibiskusblüte im Mittelpunkt des Interesses. Forscher aus Taiwan haben im Labor nachgewiesen, dass sie über Wirkstoffe verfügt, welche den Cholesterinspiegel deutlich senken können. Ein anderes Beispiel sind Brokkolisprossen. Diese sollen durch den Inhaltstoff Sulforaphan bei Magengeschwüren helfen. Nach Erkenntnissen der Forscher ist diese Substanz in der Lage, das Bakterium Helicobacter pylori sogar im Inneren von Zellen abzutöten.

Kräuter – erstklassig für Tees und für die Küche

Kräuter sind einfach unschlagbar, sei es in der Küche oder als probates Hausmittel in Teeform. Gewürz- und Heilkräuter unterscheiden sich dabei eigentlich nur in ihrem Anwendungsbereich voneinander. So kann Salbei Tomaten oder Lammfleisch würzen, zugleich die Verdauung anregen, aber auch als Hausmittel bei Halsschmerzen Hilfe leisten.

Die am häufigsten verwendeten Küchenkräuter sind in der Regel Schnittlauch, Basilikum, Dill, Kresse, Petersilie, Rosmarin, Salbei und Thymian. Sie und viele Kräuterarten mehr verleihen Salaten, Soßen, Suppen und schmackhaften Gerichten nicht nur den letzten Pfiff, auch ihre Inhaltsstoffe wirken wohltuend auf den gesamten Organismus.

Für die meisten Gerichte genügt bereits eine kleine Menge des getrockneten oder frischen Krauts, um ihnen eine interessante Geschmacksnote zu verleihen. Dann gibt es Spezialitäten, die beinahe ausschließlich aus Kräutern bestehen, wie die Frankfurter „Grüne Soße" und das italienische Pesto.

Wildkräuter stehen uns neben den Gartenkräutern beinahe das ganze Jahr zur Verfügung. Im Frühjahr, wenn der Organismus den wintermüden Stoffwechsel in

Schwung bringen will, ist der Gabentisch in Wald und Feld besonders reich gedeckt. Mit den ersten wärmenden Sonnenstrahlen streben die Naturjuwele Löwenzahn, Gänseblümchen, Vogelmiere und Brennnessel mit zartem Grün dem Licht entgegen. Dank ihrer wertvollen Vitamine, Mineralien, Eiweiße und Ballaststoffe sind sie hervorragende Energielieferanten und bieten viel mehr als nur ein dekoratives Beiwerk. Diese bescheidenen „Allerweltskräuter" sind in ihrem Nährstoffgehalt sogar dem Kulturgemüse wie Spinat, Chinakohl und Kopfsalat, weit überlegen.

Kräuter auf der Fensterbank

Es lohnt sich, frische Kräuter in Töpfen auf der Küchenfensterbank parat zu haben. Schnittlauch beispielsweise, aber auch Majoran, Estragon, Petersilie oder Basilikum bieten sich hierfür an.
Melisse, Minzearten oder Thymian sind mehrjährig. Man kauft sie am besten als kleine Pflänzchen vorgezogen im Gartenhandel. Zu Hause werden sie dann in Tontöpfe umgepflanzt, die mit einem Sand-Blumenerde-Gemisch gefüllt sind. So gedeihen sie prächtig.

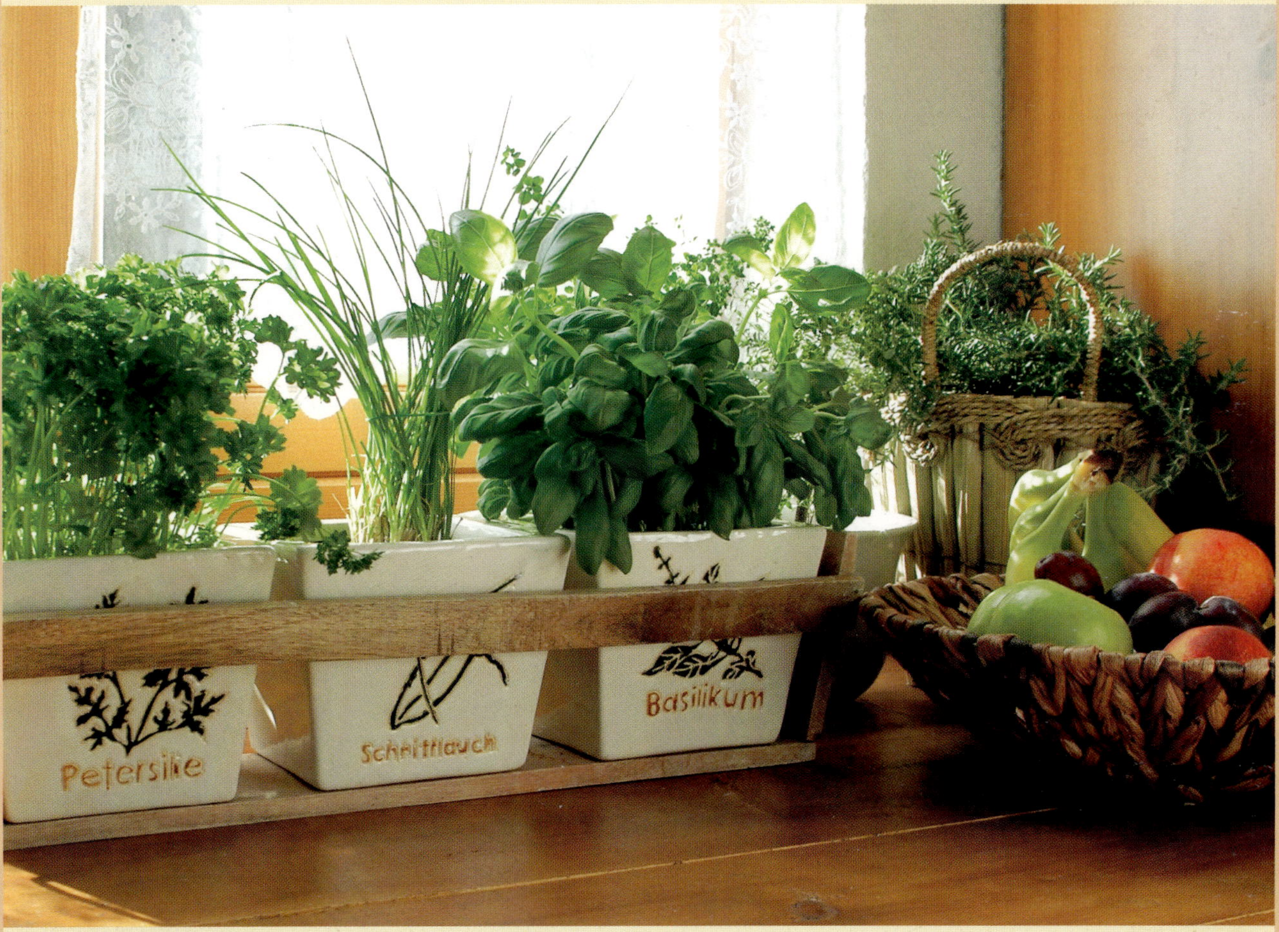

Küchenkräuter, Energielieferanten auf dem Fensterbrett.

Wildkräuter sind gesund!

Inhaltsstoffe in 100 g	Vitamin C mg	Magnesium mg
Löwenzahn	115	23
Giersch	201	67
Brennnessel	333	71
Vogelmiere	89	39
Kopfsalat	13	11
Spinat	52	58
Chinakohl	36	11
Chicoree	10	13

Basilikum, Petersilie und Dill kann man auch gut selbst aussäen; sie wachsen relativ schnell. Dill ist übrigens ein Lichtkeimer. Er wird nur auf die feuchte Erde gestreut und dann leicht angedrückt, aber nicht mit Erde bedeckt. Im Gegensatz zu den eher mediterranen Kräutern mag er gerne schwere Gartenerde.

Gute Nachbarschaften

Wie im richtigen Leben, so vertragen sich auch nicht alle Pflanzen untereinander. Majoran und Oregano sind sich zwar ähnlich, doch als direkte Nachbarn im Kräuterbeet mögen sie sich überhaupt nicht. Auch Bohnenkraut kann die beiden nicht riechen. Dagegen haben Petersilie, Borretsch und Kresse keine Berührungsängste, sie rücken auch mal gern zusammen.

Das Motto: Schön ist, was gefällt, und Hauptsache gesund. Die Mischung macht's! Ich persönlich finde es herrlich, wenn sich Kräuter mit Miniröschen, Geranien, Petunien oder anderen Sommerblumen gemeinsam einen Balkonkasten teilen. Auch in den farbenfrohen Blumenrabatten wirken Salat- und Kohlköpfe äußerst

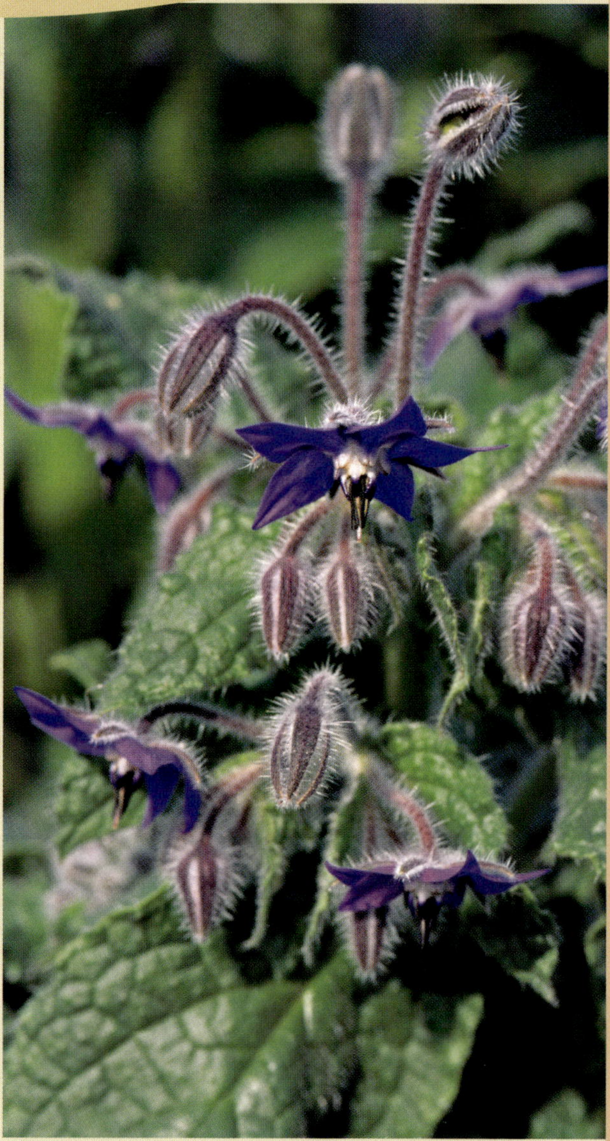

Borretsch *(Borago officinalis)* wird im Volksmund auch Gurkenkraut genannt.

dekorativ. Da dürfen dann die aromatisch duftenden Kräuter mit ihrem attraktiven Blattwerk und ihren Blüten auch nicht fehlen. Und was an Salat oder anderem Gemüse nicht gegessen wird, kann man bis zur Blüte stehen lassen, dann lockt ihr Duft noch Schmetterlinge und Bienen an.

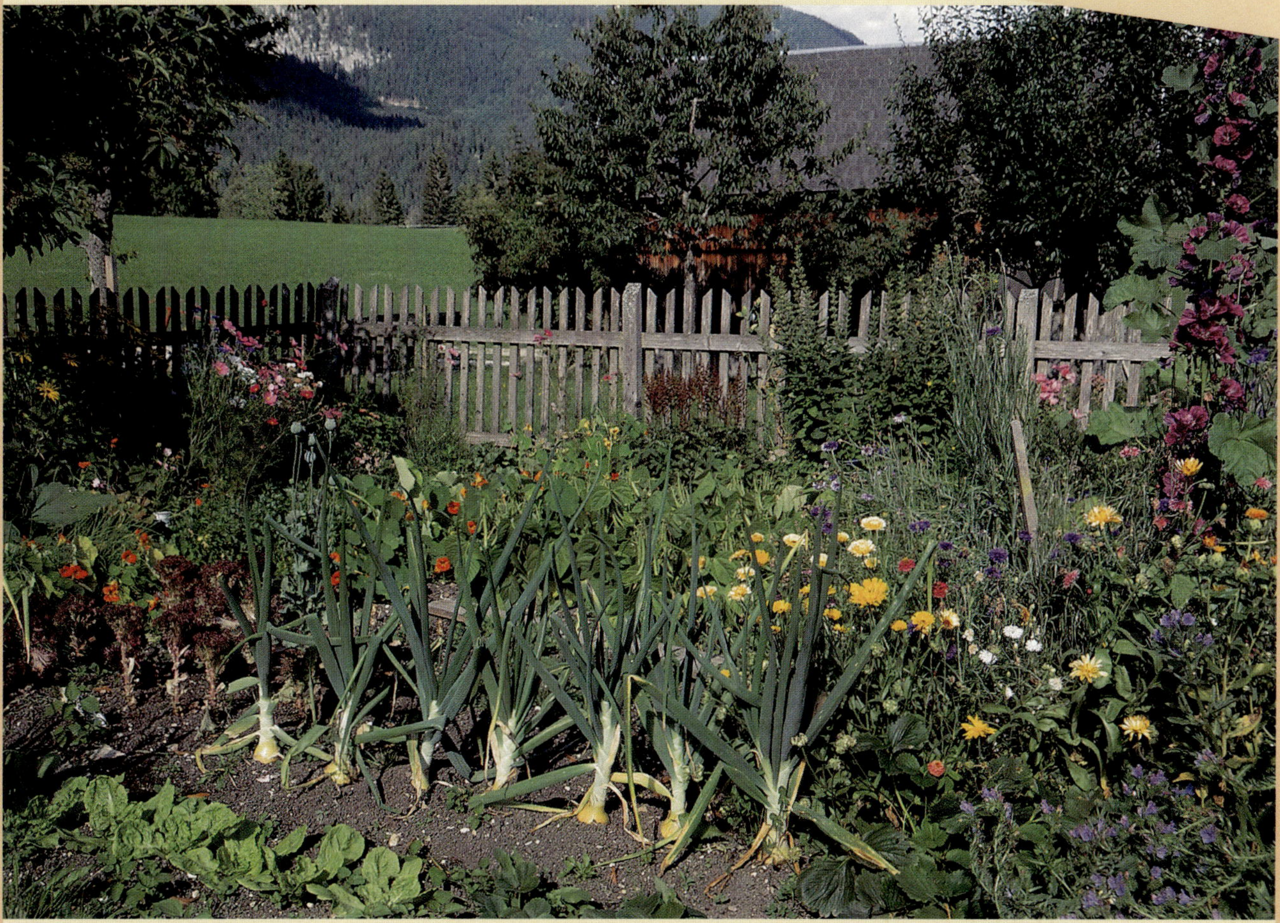

Üppige Erntezeit im Mischkultur-Garten.

Die Mischung macht's!

Aber: Vorsicht! Es wäre doch schade, wenn der heimische Kräutersegen ausbleibt, nur weil es mit der Nachbarschaft nicht klappt.

Allgemein kann man sagen, dass Pflanzenarten gleicher Familie nicht in unmittelbarer Nachbarschaft angepflanzt werden wollen. Sie würden sich wahrscheinlich gegenseitig die Nährstoffe streitig machen, die gleichen Schädlinge anlocken und sich wechselseitig mit Krankheiten anstecken. Andere Pflanzen wiederum ergänzen sich vorteilhaft in ihren Ansprüchen und schützen sich gegenseitig. Das wirkt sich positiv im gesunden Wachstum wie auch im Geschmack und Aroma aus. Wenn Sie in Ihrem Garten Mischkultur betreiben wollen, finden Sie zu diesem Thema in allen Buchhandlungen umfangreiche Literatur.

Für den Anfang reicht es auch, wenn Sie sich vorstellen, wie Sie die Gemüse und Kräuter zusammen zubereiten und anrichten möchten. Dann würden Sie höchstwahrscheinlich genau das Richtige tun und beispielsweise Gurken zu Dill gesellen, Bohnen mit Bohnenkraut, Tomaten mit Petersilie und Salat mit Kresse kombinieren.

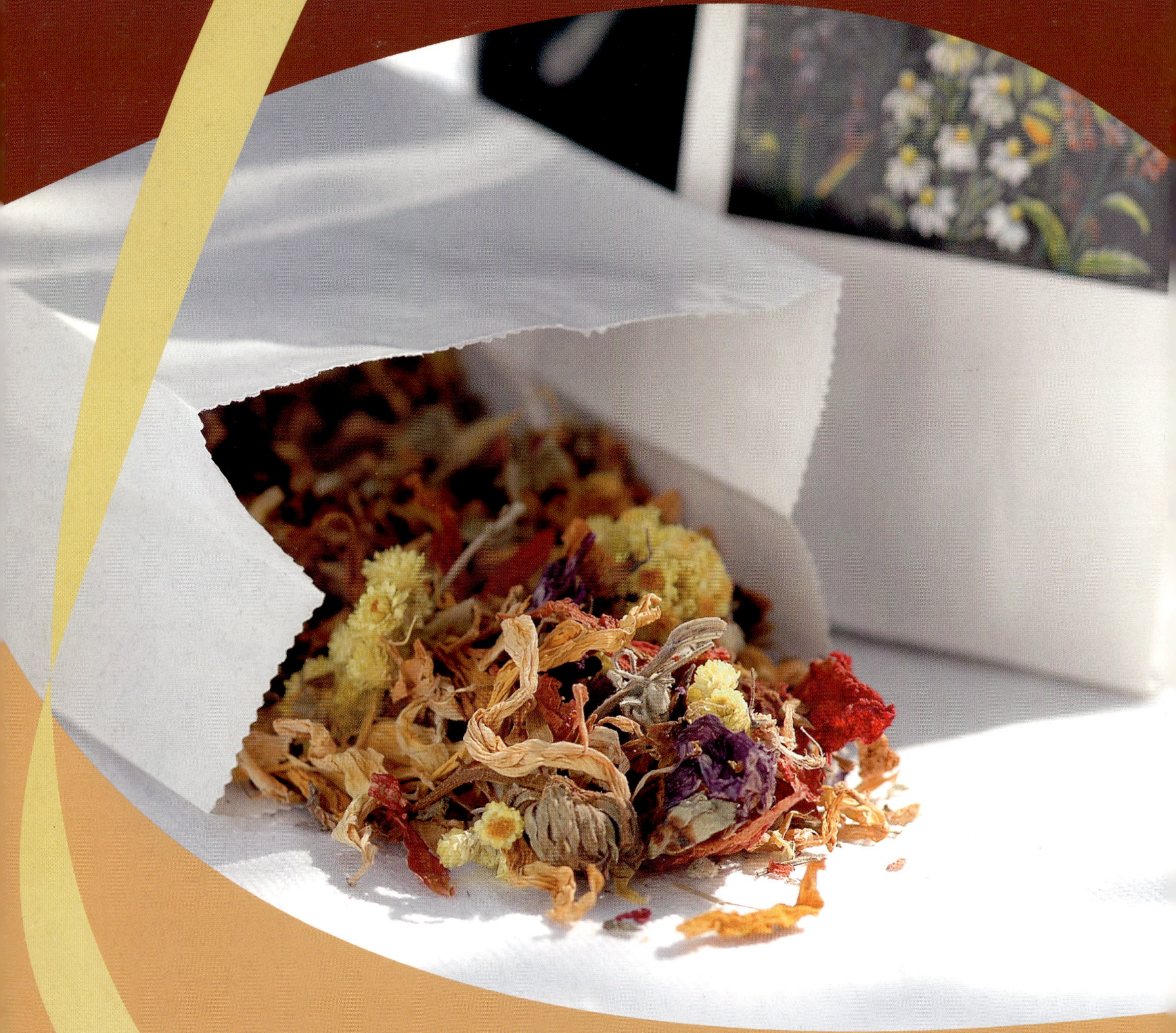

Heilkräuter-Tee – guter Rat vorweg

„Wenn die Gesundheit fehlt,
kann Weisheit sich nicht zeigen,
die Kunst nicht offenbar werden,
die Kraft den Kampf nicht aufnehmen,
der Reichtum nicht nützen,
der Verstand sich nicht auswirken."
3. Jahrhundert v. Chr., griechischer Medizinschüler

Eine genaue Diagnose ist das A und O

Für jede Therapie, gleichgültig ob es sich um eine allopathische (schulmedizinische) Behandlung oder um Anwendungen aus dem Bereich der Naturheilkunde handelt, so ist das A und O einer jeden Behandlung erst einmal die medizinische Diagnose. Dabei sollte man sich klar darüber sein, dass eine Selbstdiagnose oftmals recht schwierig ist und dass es einer genauesten Eigenbeobachtung bedarf.

Bei Beschwerden, die akut auftreten, wie eine Erkältung, ist es relativ einfach, das passende Kraut zu finden. Aber können Sie auch mit Bestimmtheit sagen, dass die Bauchschmerzen nur von einem zu fetten Essen herrühren? Oder, dass der zu niedrige Blutdruck nur konstitutionell bedingt, und nicht vielleicht eine Herzerkrankung die Ursache ist? Als Laie weiß man vielleicht nicht unbedingt die Querverbindungen zwischen Körperfunktionen und Symptomen herzustellen oder möchte verständlicherweise übereilt Beschwerdefreiheit erreichen. Dann können unsachgemäß angewendete Therapien, obschon es sich „nur" um Kräuter handelt, gründlich danebengehen.

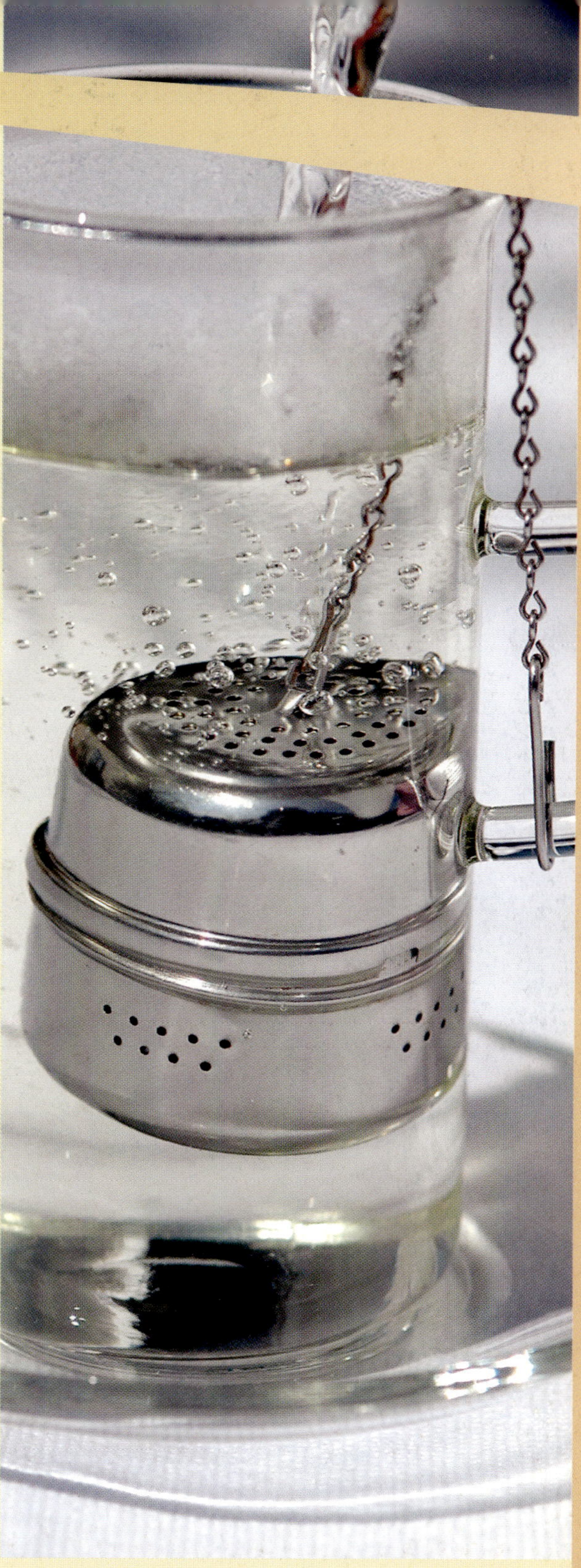

Tee aus Königskerze *(Verbascum thapsus)* hilft gegen Husten.

Getarnte Allergene

Die Anwendung von Heilpflanzen ist weitgehend unbedenklich, Nebenwirkungen fallen nicht ins Gewicht. Allerdings können allergische Reaktionen nicht grundsätzlich ausgeschlossen werden. Pollenallergiker, und davon soll es laut Statistik etwa zwölf Millionen in Deutschland geben, können ein Lied davon singen. Besonders heimtückisch sind die sogenannten Kreuzallergien. Dies heißt, dass allergene Substanzen aus verschiedenen Quellen stammen können. Wer denkt schon daran, dass beispielsweise bestimmte in Äpfeln enthaltene Eiweißstoffe eine ähnliche Struktur aufweisen wie die der Birkenpollen. Oder, dass Menschen, die auf Beifußpollen allergisch reagieren, auch bei Karotten vorsichtig sein sollten. Um das herauszufinden, hilft nur Experimentieren.
Sind die Allergene bekannt, kann man einiges tun, um die allergische Reaktion auszuschalten oder zumindest abzumindern. So können Sie probeweise frisches Obst durch gekochtes oder frische Kräuter durch getrocknete ersetzen. Viele Allergene werden auch zerstört, wenn Sie beispielsweise Kräuter vor dem Verzehr einfrieren. Eine Garantie kann leider niemand geben, es ist allenfalls einen Versuch wert.

Selbsthilfe – worauf sollte ich achten?

- Hohe Dosierungen oder Anwendungen über einen langen Zeitraum hinweg, Wechselwirkungen mit anderen Mitteln sowie ungenaue Eigendiagnosen können die Gesundheit zusätzlich belasten.
- Trinken Sie nicht zeitgleich unterschiedliche Heilkräutertees. Dies ist der Schuss mit der Schrotflinte in den Wald mit der Hoffnung, dass irgendwo schon das richtige Heilkraut dabei sein wird.
- Achten Sie beim Einkauf grundsätzlich auf eine gute Qualität! Ihre Gesundheit ist Ihr höchstes Gut und sollte es Ihnen wert sein. Gewürz- und Teekräuter aus kontrolliert biologischem Anbau werden unter Verzicht auf künstliche Düngemittel, Pestizide und Fungizide angebaut und schonend verarbeitet. Die gesamte Ethik und Philosophie, die hinter dem natürlichen, ökologischen Anbau steht, wirkt sich in jeder Hinsicht positiv auf die Vitalität und Gesundheit der Pflanzen aus. Sie danken es uns mit wirksamer Lebensenergie, durch ihr intensiveres Aroma und besseren Geschmack. Qualitativ gute

Kreuzallergien – Übersicht

Mögliche Kreuzallergien	Allergie auf
frisches Obst, Kernobst und Steinobst: Aprikosen, Kirschen, Äpfel, Birnen, Pfirsiche, Himbeere. Mandeln, Sellerie, Karotten, Nüsse	Birkenpollen
Getreide, Pfefferminze, Tomaten, Soja, Erdnüsse	Gräser
Sonnenblume, Basilikum, Zimt, Anis, Löwenzahn, Majoran, Thymian, Sellerie, Fenchel, Kamille, Karotten, Melone, Koriander, Curry, Liebstöckel, Kümmel, Petersilie und Dill	Beifuß
Birkenfeige, Esskastanien, Bananen, Avocados, Papaya, Feige, Kiwi, Buchweizen	Latex aller Art (Gummihandschuhe, Matratzen, Heftpflaster)
Eschenpollen	Fliederblüten

Kräuter für Teemischungen bekommen Sie im Reformhaus, in Drogeriemärkten und in der Apotheke. Dann haben Sie auch Gewissheit, dass die Kräuter eine gleichbleibende Wirkstoffqualität aufweisen. Sie können sie dort kaufen und daheim selbst mischen oder vom Apotheker direkt zusammenstellen lassen.

- Lassen Sie den ausgewählten Pflanzenkräften genügend Zeit, ihre Wirksamkeit zu entfalten. Haben Sie etwas Geduld, auf jeden Fall mehr, als Sie es von chemischen Medikamenten her gewohnt sind. Denken Sie daran, dass ein Symptom nur scheinbar wie aus dem Nichts auftaucht, doch in Wahrheit war der Körper schon eine lange Zeit zuvor aus der Balance. Demzufolge braucht eine Linderung der Beschwerden oder gar Heilung auch ihre Zeit.
- Es gibt auch giftige Heilpflanzen. Sie dürfen nur nach Vorschrift oder Anweisung des Arztes eingenommen werden. Andere wiederum wirken dann giftig auf den Organismus, wenn sie falsch angewendet werden.
- Sprechen Sie mit Ihrem Hausarzt oder Heilpraktiker über ihre Vorhaben, damit Sie der von ihm gewählten Therapie nicht entgegenwirken.

Was bei der Wahl der Kräuter zu beachten ist

Das Wichtigste ist: Nur eine exakte Diagnose und die entsprechende Kräuterauswahl kann die Grundlage für den Heilerfolg sein.
Das Auswählen und Zusammenstellen unterschiedlicher Pflanzen für einen bestimmten Zweck geschieht nicht nach dem Zufallsprinzip, sondern erfordert fundiertes Fachwissen, wie auch eine qualitativ hervorragende Kräuterauswahl.
In der Regel werden für eine Teemischung fünf bis sieben Heilkräuter ausgewählt. An erster Stelle steht dabei das Basismittel (Remedium cardinale). Das ist eine die Teemischung dominierende Pflanze. Sie sollte so optimal wie eben möglich auf das Krankheitsbild abgestimmt sein.
Im Anschluss daran, wird das Unterstützungsmittel (Adjuvans) ausgewählt. Dieses wird je nach Beschaffenheit die Wirkung des Grundmittels verstärken, oder, wenn es einen anderen Zweck erfüllen soll, auch dämpfen.
Anschließend wird ein Ergänzungsmittel bestimmt (Geschmacks-Korrigens). Hierfür wird eine Pflanze ausgesucht, die das Aroma sowie die Verträglichkeit der Teemischung verbessert.
Zu guter Letzt folgt der Rezeptur das Konstituens, eine Zutat, die der gesamten Mischung noch ein ansehnliches Aussehen verleiht. Sie kennen die treffende Redewendung:

„Das Auge isst mit."

Dafür kommen Blütenblätter in Frage, wie beispielsweise die der Strohblume (gelb), der Kornblume (blau), der Goldmelisse (purpur) oder der Malve (violett).

Pflanzenwirkstoffe, die es in sich haben

Hippokrates sagte:

„Die Natur zielt auf das Ganze mit dem Ganzen."

Mit dem Ganzen sind dabei nicht nur die isolierbaren Inhaltsstoffe einer Pflanze gemeint, sondern auch die ätherischen und flüchtigen Substanzen in den Pflanzen. Dieser ganzheitlichen Betrachtung folgend vertrat

Hippokrates die Ansicht, dass beispielsweise eine Weide, die mit den Wurzeln permanent im Wasser oder in feuchter Erde steht, Stoffe bilden muss, die sie vor Fäulnis und Bakterien schützen würden. Und dass diese Pflanze dann logischerweise auch Krankheiten lindert oder heilt, die durch Feuchtigkeit, Kälte und Nässe in Zusammenhang bedingt sind, wie beispielsweise Rheuma. Dieses analoge Denken ist uns heute unverständlich, da wir das analytische Denken vorziehen, doch prägte es über viele Jahrhunderte die Geschichte der Medizin und der Wissenschaften.

Wirkstoffgruppen der Pflanzen

Die heilkräftigen Wirk- und Begleitstoffe einer Pflanze können sich in den Wurzeln, Blättern, Blüten, Früchten, Samen und in der Rinde befinden. Mitentscheidend für die Wirksamkeit einer Pflanze sind neben den Wirkstoffen aber auch die in ihr enthaltenen Begleitstoffe wie Mineralien und Spurenelemente. Auch andere Inhaltsstoffe bestimmen den Verwendungszweck. Dies sind je nach Pflanzenart Bitterstoffe, ätherische Öle, Alkaloide, Flavonoide, Gerbstoffe, Glykoside, Saponine und auch Schleimstoffe.

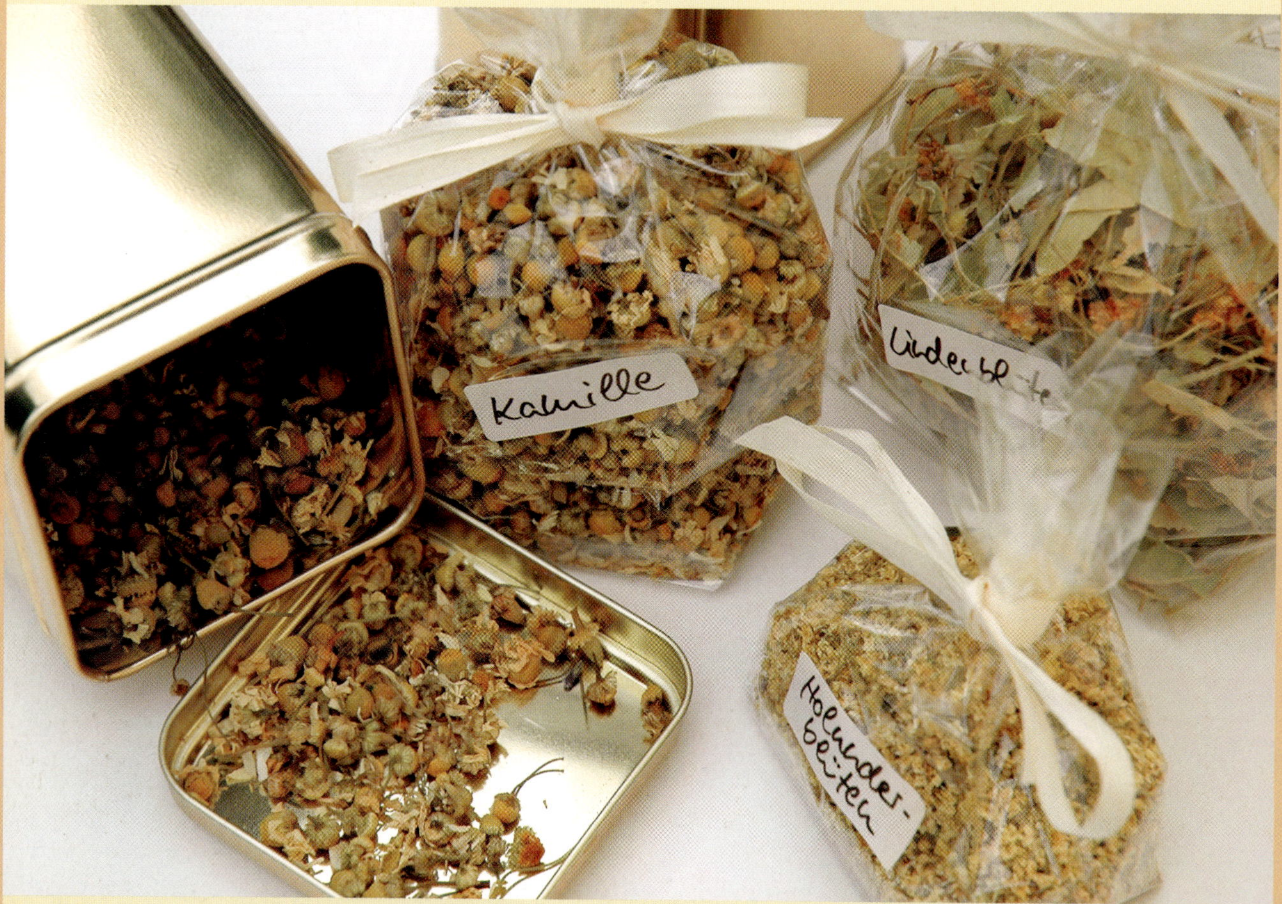

Teekräuter verpacken Sie am besten nach Sorten getrennt in dunkle Gläser oder Blechdosen.
In den Plastikbeutelchen verlieren sie durch Lichteinwirkung an Farbe und Aroma.

Hauptinhaltstoffe von Pflanzen

Hauptinhaltstoffe	Wirkungsweise	Heilwirkung
Ätherische Öle	In der Natur gibt es kaum Pflanzen, welche nicht wenigstens Spuren ätherischer Öle enthalten. Diese flüchtigen (ätherischen) Duftstoffe setzen sich aus über 500 verschiedenen Einzelsubstanzen zusammen.	Als Öldroge muss eine Heilpflanze über 0,1 % Duftöl verfügen. Das Wirkungsspektrum reicht von entzündungswidrig, über antibiotisch bis pflegend. Zur Erkältungszeit wird gerne Eukalyptusöl, Pfefferminze oder Menthol zum Einreiben der Brust oder zum Inhalieren verwendet.
Alkaloide	Stickstoffhaltige Pflanzenbasen, die Alkaloide, kann man als stark wirkende Heilgifte bezeichnen.	Diese Substanzen werden seit Jahrhunderten als Arznei-, Genuss- und Rauschmittel gebraucht. Entscheidend ist der Umgang mit und Zweck von bestimmten Inhaltsstoffen, wie bei Bilsenkraut, Mohn, Colablätter, Chinin oder auch Tabak.
Bitterstoffe	Inhaltsstoffe mit bitterem Geschmack regen die Speichel- und Magensaftsekretion an.	Zur Verdauung und Appetitanregung mit Wermut in Kräuterlikören. Bitterstoffe finden außerdem Verwendung bei Schwächezuständen.
Gerbstoffe	Ihre Heilwirkung beruht darauf, dass sie Eiweißstoffe der Haut- und Schleimhaut binden. Sie entziehen sozusagen den auf verletzter Haut und Schleimhaut angesiedelten Bakterien den Nährboden.	Eichenrinde und andere gerbstoffhaltige Pflanzen finden Verwendung bei Darmblutungen, zur Wundbehandlung, bei Entzündungen und auch bei Angina.
Flavonoide	Flavonoide sind im Pflanzenreich reich vertreten. Es ist eher ein Sammelbegriff von derzeit etwa 300 bekannte, verschiedenen Stoffen, welche in einer Pflanze tätig sind. Diese Stoffe dienen u. a. dem Wachstum, schützen vor Insektenfraß, UV-Strahlung, Viren und Bakterien.	Flavonoide sind immer am Heilungsgeschehen beteiligt.
Saponine	Saponine sind pflanzliche Glykoside. In Verbindung mit Wasser ergeben sie einen haltbaren Schaum.	Saponine sind sehr vielseitig. Sie sind in Hustensäften enthalten, weil sie zur Verflüssigung des zähen Schleims betragen. Andere gelten als harn- und wassertreibende Wirkstoffe. Ebenso finden sie Verwendung in Zahncremes und Shampoos als Schaumbildner.
Schleimstoffe	Pflanzen mit Schleimstoffen sind weit verbreitet, jedoch in nur wenigen Pflanzen in therapeutisch ausreichender Menge enthalten.	Schleimstoffe, wie sie beispielsweise in Quitten, Leinsamen oder Eibisch vorkommen, helfen bei Magenreizungen oder Entzündungen der Atemwege.

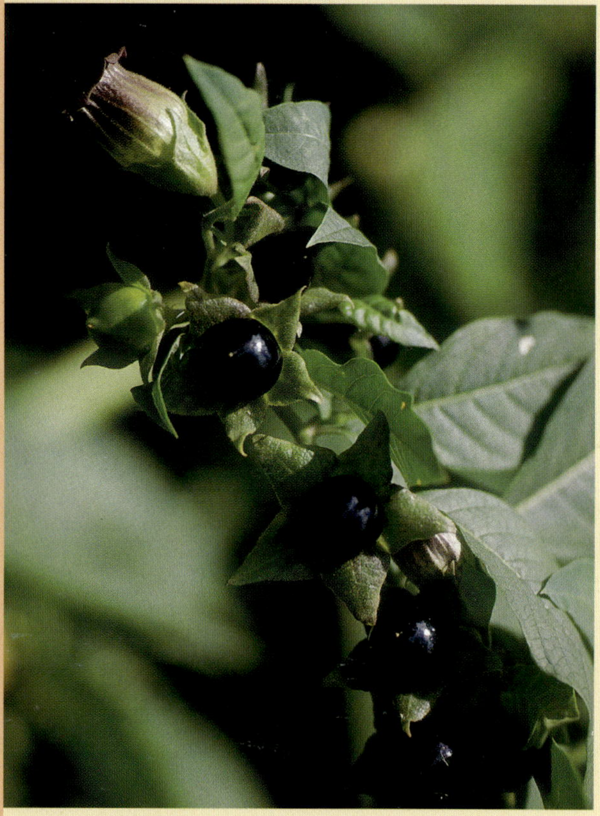

Berauschende Schönheit:
die tödlich giftige Tollkirsche *(A. Belladonna* L.).

Jede Münze hat zwei Seiten

Bitterstoffe, enthalten in Enzian und Wermut, regen die Magensekretion und den Appetit an. Gerbstoffe wie z. B. aus der Eichenrinde lindern Durchfall und Blutungen. Alkaloide sind bei extremen Schmerzen und Krankheiten für viele Menschen ein Segen. Auch Morphin, das aus Schlafmohn gewonnen wird, gehört dazu. Giftig, wie auch heilend, ist das Atropin aus der Tollkirsche oder, um noch ein Beispiel zu nennen, das Alkaloidgemisch Taxin, welches in den Nadeln der Eibe vorkommt. Letzteres ist sehr giftig, jedoch richtig angewendet auch heilend. Es wird heute als wirksames Tumorheilmittel verabreicht.

Mit Vorsicht zu genießen, und nicht gerade zur Selbstbehandlung empfohlen, sind die Alkaloide. Diese Substanzen kann man auch als Heilgifte bezeichnen. In diesem vermeintlichen Widerspruch ist genau genommen ein Prinzip des Universums enthalten. So wie in dem Symbol Yin und Yang, bei den Gegenprinzipien Licht und Schatten oder in der Redewendung, dass jedes Ding zwei Seiten hat, wird deutlich, dass das eine ohne das Andere gar nicht existieren kann. Jede Münze hat zwei Seiten, Pflanzen können heilen und töten. Ob ein Mittel heilt oder das Gegenteil bewirkt, hängt lediglich von der Dosierung ab. Der Philosoph und Arzt Paracelsus (1493 bis 1541) erklärte dies mit folgenden Worten:

> *„Wenn ihr jedes Gift richtig erklären wollet,*
> *was ist dann kein Gift?*
> *Alle Dinge sind ein Gift und nichts ist ohne Gift,*
> *nur die Dosis bewirkt, dass ein Ding kein Gift ist."*

Kräuter abwiegen und zubereiten

Zum Abwiegen kleiner Mengen ist eine Brief- oder Digitalwaage, wie sie in jedem Haushalt zu finden ist, optimal. „Nach Gefühl" sollten Sie die Kräuter nicht mischen, weil das Gewicht und auch das Volumen der Pflanzenteile in der Regel je nach Trockengut erheblich variieren. Bei Teemischungen kommt es jedoch auf das spezifische Verhältnis der Pflanzen zueinander an, damit sie sich in ihrer Wirkung ergänzen und keine unerwünschten Nebenwirkungen auftreten.
Bei einigen Rezepten sind die Zutaten nur in Teilen statt in Gewichtseinheiten angegeben. Diese Mengenangaben können Sie auch bei eigenen Rezepten anwenden. Es hat den Vorteil, dass Sie die benötigte Kräuter-

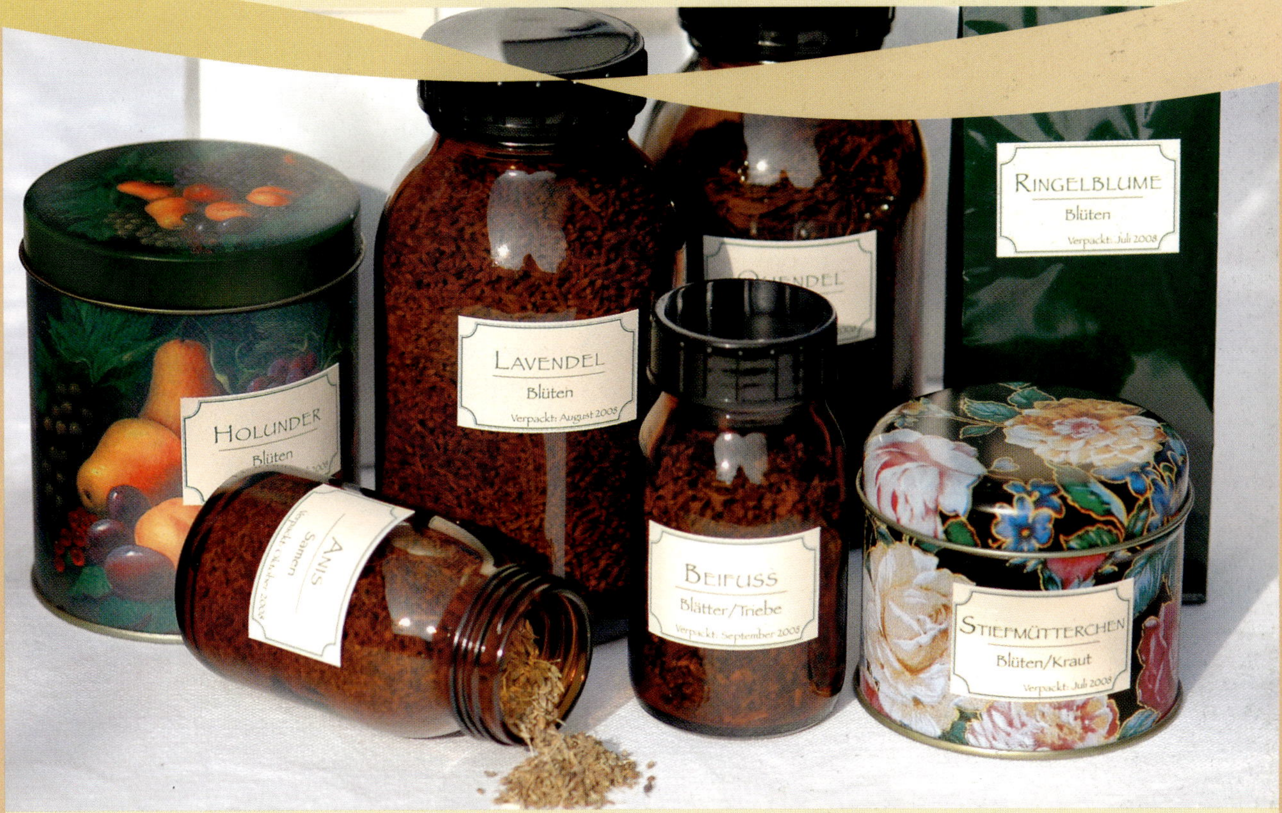

Blechdosen eignen sich besonders gut zur Aufbewahrung der Teekräuter. Beschriften Sie alles mit Inhaltsangaben und dem Verpackungsdatum.

menge selber bestimmen und mit einer kleinen Portion beginnen können. Erst wenn der Tee seine positive Wirkung gezeigt hat und Sie sicher sind, das Richtige gewählt zu haben, mischen Sie die Kräuter auf Vorrat.

Wie Sie die Mengenangaben am praktischsten umsetzen

Soll laut Rezept ein Teil Ringelblume verwendet werden, dann können Sie beispielsweise mit 10, 20, 100 Gramm oder auch 200 Gramm beginnen.
Beispiel: Der Tee soll aus fünf Teilen Ringelblume, zwei Teilen Salbeiblättern und einem Teil Rautenblättern bestehen. Probieren Sie zunächst einmal aus, ob dieser Tee Ihnen wirklich gut tut. Dafür beginnen Sie mit einer kleinen Menge, wobei ein Teil 10 Gramm entspricht. Sie kaufen also 50 Gramm Ringelblume, 20 Gramm Salbeiblätter und 10 Gramm Rautenblätter.
Später, wenn sich der Tee bewährt hat und Sie ihn regelmäßig trinken wollen, erhöhen Sie die Mengenangaben. Dann setzen Sie einen Teil mit 30 Gramm fest und kaufen dementsprechend 150 Gramm Ringelblume, 60 Gramm Salbeiblätter und 30 Gramm Rautenblätter. Geben Sie die abgewogenen Kräuter in eine große Schüssel und vermengen sie alles miteinander, bis eine gleichmäßige Mischung entstanden ist. In Weißblechdosen oder getönten Gläsern können Sie die Mischung bis zu einem Jahr aufbewahren. Wichtig: Kleben Sie immer ein Etikett mit Inhaltsangabe und Abfülldatum auf das Gefäß.

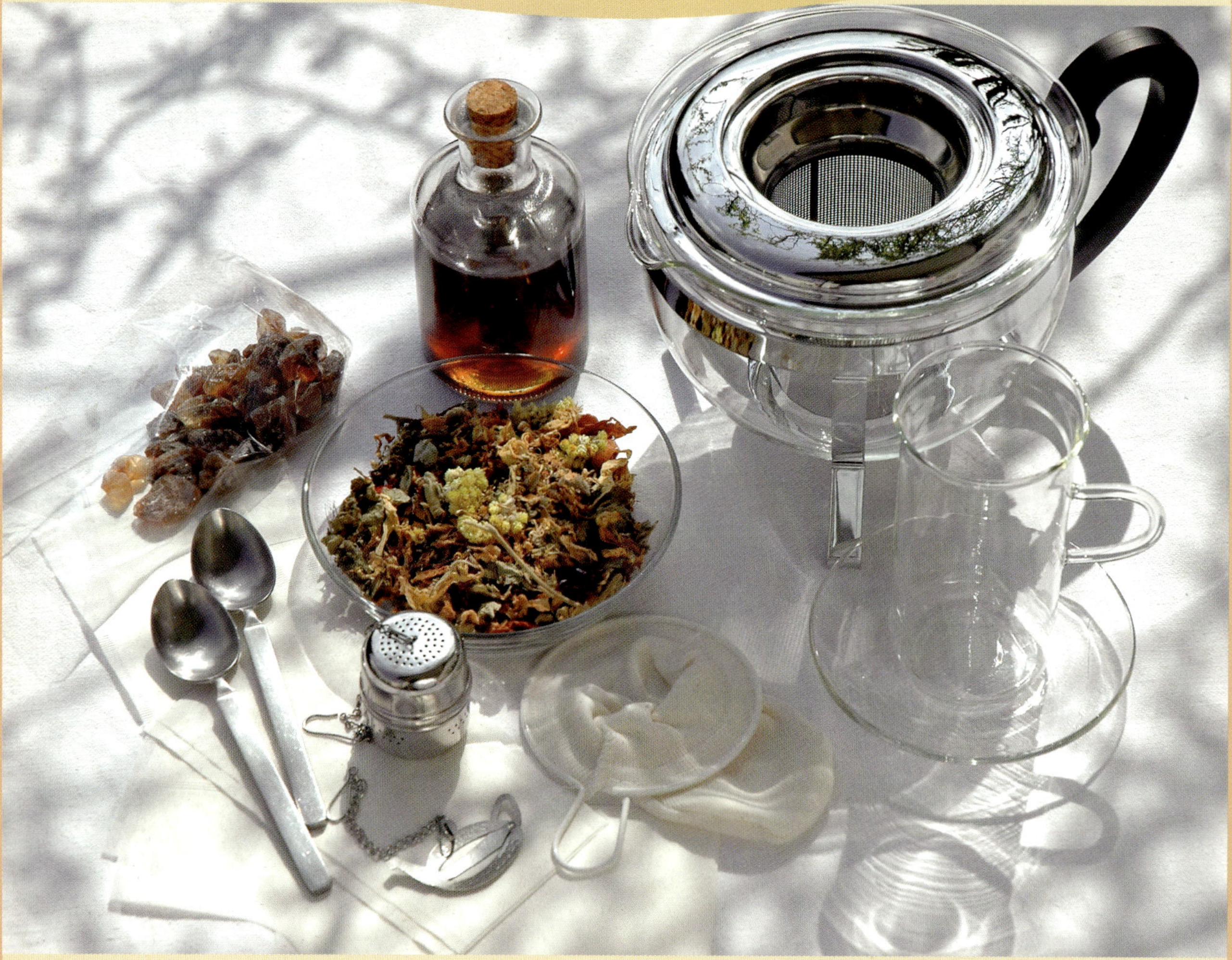

Bereits mit der Vorbereitung beginnt der wohltuende Einfluss der Kräuter.

Standardisierte Heilkräutertees und Teezubereitung

Die Standardmethoden zur Zubereitung eines Heilkräutertees sind der Aufguss und Absud. Der sogenannte Aufguss wird beispielsweise mit allen belaubten Pflanzenteilen und Blüten durchgeführt. Und so wird es gemacht:
Kochen Sie 1/4 Liter Wasser auf und lassen Sie es 2 bis 3 Minuten abkühlen. Dann übergießen Sie 1 bis 2 Teelöffel Kraut damit und decken das Ganze ab. 10 Minuten ziehen lassen. Anschließend seihen Sie alles durch ein Teesieb oder einen Filter ab.
Im Allgemeinen trinken Sie Heilkräutertee in kleinen Schlucken und vorzugsweise ungesüßt oder nur mit etwas Honig.
Sollte die Zubereitungsart von dem beschriebenen üblichen Aufguss abweichen, ist es in den jeweiligen Rezepten ausführlich erklärt.

Tee-Absud

Der Absud, auch Abkochung genannt, wird hauptsächlich zur Extraktion der Inhaltsstoffe von Rinden und Wurzeln angewendet. Hierbei wird z. B. die Wurzel in das kalte Wasser gegeben und dann zum Sieden gebracht. Die Siededauer richtet sich wieder nach der Beschaffenheit des verwendeten Pflanzenteils. Genaue Hinweise sind immer im Rezept angegeben.

Standardzubereitung

- 2 Teelöffel Pflanzenteile übergießen Sie mit 1/4 Liter kaltem Wasser.
- Bringen Sie das Ganze zum Kochen und lassen es bis 30 Minuten abgedeckt leicht sieden.
- Anschließend filtern Sie ab und trinken den Tee in kleinen Schlucken.

Heiltee für alle Fälle

Wenn Sie sich die Teemischungen ab Seite 28 genauer ansehen, werden Sie feststellen, dass zu den angesprochenen Krankheitsbildern mehrere Rezepte aufgeführt sind. Obwohl die medizinische Symptomatik eindeutig ist, muss das nicht heißen, dass jeder Mensch auf ein und dasselbe Kraut gleichermaßen anspricht. Aus diesem Grund haben Sie die Möglichkeit zur Wahl einer Zubereitung, die Ihren individuellen Bedürfnissen am nächsten kommt. Bei den sogenannten Haus- oder Familientees, die auf Kräuterbasis hergestellt werden, ist es sinnvoll, wenn man alle vier Wochen die Teemischung wechselt. Sonst tritt wie bei den Heiltees auch eine Wirkstoffgewöhnung ein. In der Regel sind diese Tees jedoch als erfrischende Durstlöscher gedacht. Heilteemischungen wechseln Sie, wenn Sie nach dreiwöchiger Einnahme keine deutliche Besserung der Beschwerden spüren.

Kleines Sammelbrevier

„Unkraut ist eine Pflanze,
deren Tugenden noch nicht entdeckt wurden."
Ralph Waldo Emerson (1803 bis 1882)

Ich bin sicher, dass es kaum jemanden gibt, der nicht irgendwann schon ein Tässchen Kräutertee getrunken hat oder sich zumindest an seine Kindheit und an Mutters Tee-Hausmittel erinnert. Doch fühlt sich nicht jeder berufen, die Kräuter hierfür auch selber in freier Natur zu sammeln und zu verarbeiten. Vielleicht kann ja dieser Ratgeber einen Anstoß geben, um das Sammelfieber zu entfachen.

Pflanzen sammeln, ernten, verarbeiten

Bevor Sie nun aufbrechen, um in der Natur Kräuter zu sammeln, gibt es einiges zu bedenken. So ist eine detaillierte Kenntnis der gesuchten Pflanzen unverzichtbar, da es in der Natur schnell zu Verwechslungen kommen kann, weil sich manche Pflanzen je nach Entwicklungsstadium sehr ähnlich sind. Ein berühmtes Beispiel sind die sich stark ähnelnde Kamille und die Hundskamille, die auf den ersten Blick kaum zu unterscheiden sind. Erst durch ihren typischen Geruch und die verschiedenen Blütenstände sind Sie klarer zu erkennen. Bei der Hundskamille ist der gelbe Blütenboden gefüllt, bei der echten Kamille ist dieser hohl. Außer dass der erhoffte Heilerfolg nicht eintreten kann, ist in diesem Fall eine Verwechslung ungefährlich. Bei dem heute voll im Gesundheitstrend liegenden Bärlauch könnte eine Verwechselung jedoch schlimme Folgen haben. Vielerorts bedeckt diese Pflanze im Frühjahr den Waldboden, und gerne wird man sie für schmackhafte Gerichte einsammeln wollen. Im jungen Stadium kann dieses nach Knoblauch riechende Pflänzchen mit der

Tipps zum Sammeln und Ernten von Kräutern

- Den größten Wirkstoffgehalt liefern die jungen zarten Blättchen, die vorsichtig gepflückt oder abgestreift werden.
- Regen- oder taunasse Blätter und Blüten könnten zu Hause verderben und schimmeln. Die beste Sammelzeit ist ein trockener Vormittag, nachdem der Tau abgetrocknet ist.

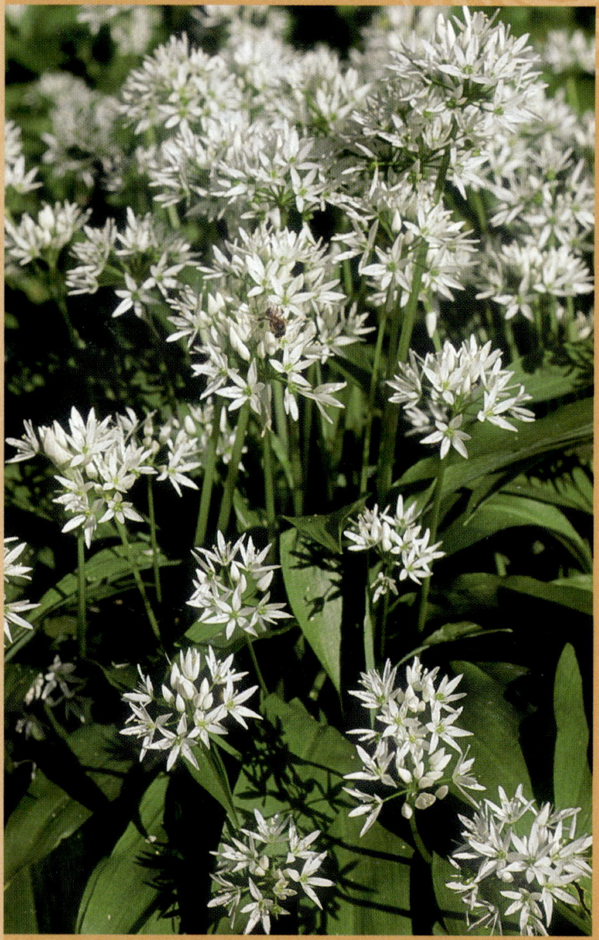

Bärlauch *(Allium ursinum)* oder Waldknoblauch genannt, blüht zwischen Mai und Juni.

- Pflanzen, die nahe an Straßenrändern und auf gedüngten Wiesen wachsen, eignen sich nicht für den Verzehr und schon gar nicht als Heilmittel. Abgase und Reifenabriebrückstände legen sich wie ein Schmierfilm auf die Pflanzen. Pflanzenschutzmittel, Kunstdünger oder Gülle gehen in den Stoffwechsel der Pflanzen und darüber in den menschlichen Stoffwechsel über.
- Wenn Sie Blüten und zarte Pflänzchen in der freien Natur sammeln, schonen Sie die Wirkstoffe, indem Sie das empfindliche Gut in einem luftigen Korb nach Hause tragen.
- Pflanzen, die unter Naturschutz stehen, weil sie vom Aussterben bedroht sind und nur noch sehr selten vorkommen, werden nicht gepflückt. Welche Pflanzen gefährdet sind, kann man in den „roten Listen" der jeweiligen Bundesländer ausführlich nachlesen.
- Wie der Mensch und alle Lebewesen haben auch Pflanzen einen Stoffwechsel. Deshalb unterliegen Pflanzen, die in der freien Natur gesammelt werden, immer natürlichen Wirkstoffschwankungen. Sie ändern sich je nach Standort und den dortigen Boden- und Witterungsverhältnissen, aber auch während der Tag- und Nachtaktivitäten. Sammeln Sie oberirdische Pflanzenteile immer an sonnigen Tagen, vorzugsweise vormittags.
- Über Jahrhunderte vertraute man den magischen Kräften des Mondes. Hiernach werden Kräuter haltbarer, wenn sie während des abnehmenden Mondes verpackt oder zum Trocknen aufgehängt werden. Bei Vollmond geerntete Kräuter haben laut Mondkalender noch verstärkte Heilkräfte.
- Danken Sie der Natur für ihre Gaben und sammeln Sie immer nur so viel, wie Sie gebrauchen.

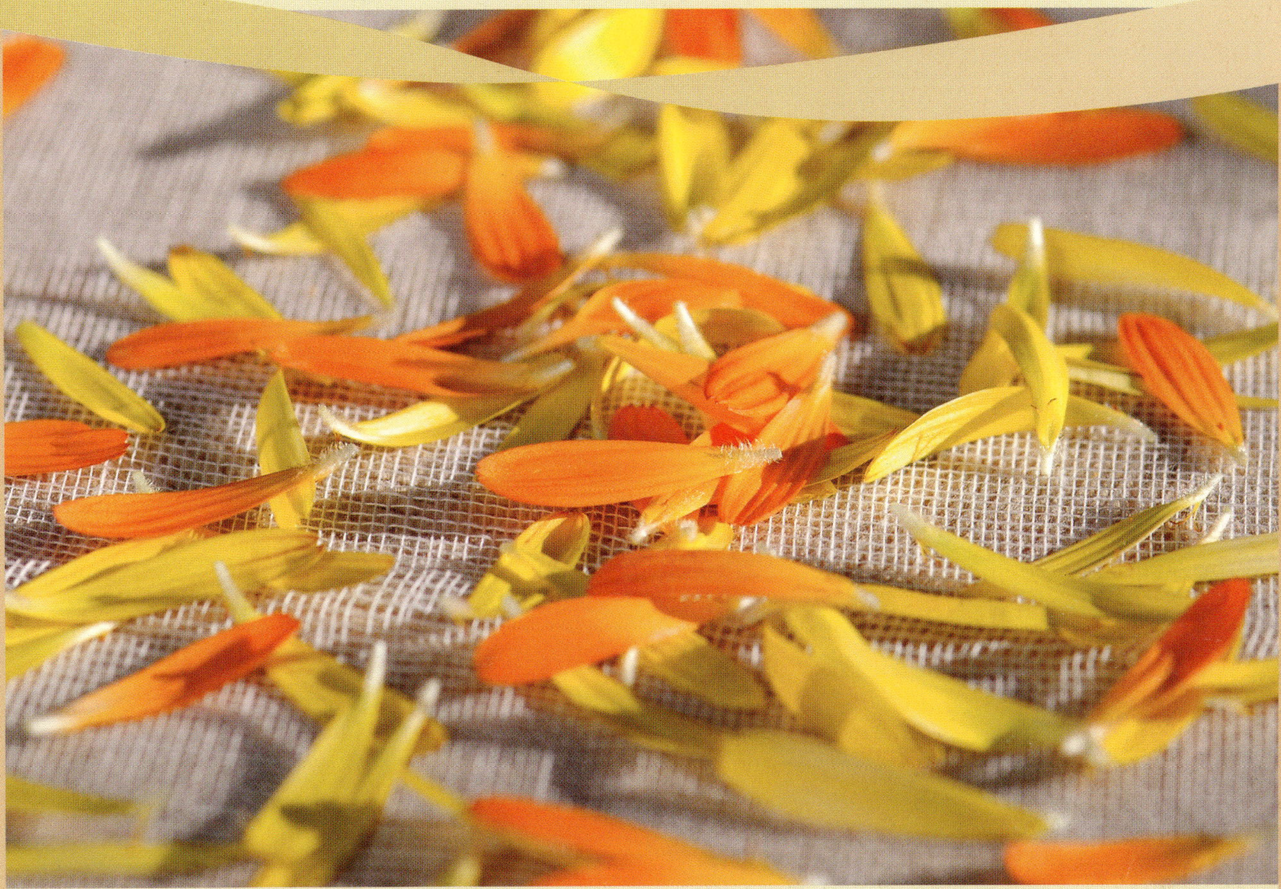

giftigen Herbstzeitlose oder mit den ebenfalls giftigen Maiglöckchen verwechselt werden. Auch der Zwergholunder (Attich) und der Schwarze Holunder sowie zahlreiche andere Pflanzen haben nicht unbedenkliche Doppelgänger.

Und letztendlich ist das Sammeln und Trocknen von Kräutern auch mit einigem Zeitaufwand verbunden. Doch sehen Sie es einmal von der gesundheitlichen Seite: Was ist anregender und erfrischender als ein Spaziergang durch die Natur, bei dem alle Sinne geöffnet sind. Jedes Mal zeigt sich die Natur in einem anderen Gewand, immer wieder gibt es Neues zu entdecken. Schon bald hat man herausgefunden, wo und zu welcher Jahreszeit etwas wächst, und auch beim Identifizieren der Pflanzen gewinnt man an Sicherheit.

Ringelblumenblüten behalten ihre Farbe auch nach dem Trocknen.

Blüten und Blätter sammeln und trocknen

Blüten werden am besten vor der Vollblüte an sonnigen Tagen gegen Mittag gesammelt. Beim Pflücken geht man äußerst behutsam vor. Die empfindlichen Blüten dürfen nicht gequetscht und zerdrückt werden, auch um die ätherischen Inhaltsstoffe zu schonen.

Blüten werden im Allgemeinen nicht gewaschen, weil dabei der wertvolle Pollen mit abgespült wird. Es sollte ausreichen, die Blüten an Ort und Stelle leicht auszuschütteln, um Insekten oder Staub zu entfernen.

Zum Trocknen breiten Sie die Blüten zu Hause in einem schattigen Raum möglichst großflächig aus. Sind die Blüten sehr zart und winzig, wie beispielsweise beim

Weißdorn, ist es zweckmäßig eine Unterlage zu verwenden, durch die sie nicht hindurchfallen können, aber trotzdem luftig trocknen. Eine dünnes Geschirrtuch oder eine Mullwindel leisten hierfür sehr gute Dienste. Falls Sie genug Platz haben, eignet sich besonders zum Trocknen größerer Mengen ein mit einem Fliegennetz bespanntes Gestell. Bestielte Kräuterbüschel, Farnkraut, Oregano, Minze u. a. können Sie zu kleinen Bündeln zusammenbinden und kopfüber in einem luftigen und schattigen Raum aufhängen. Die zu trocknenden Pflanzen dürfen auf keinen Fall direktem Sonnenlicht ausgesetzt werden.
Bei Pflanzenteilen, die ätherische Öle enthalten, sollte die Trocknungstemperatur 35 °C nicht überschreiten.

Früchte und Rinde – so ist es richtig

Früchte werden reif geerntet, damit sie möglichst viel Sonnenenergie tanken können. Verarbeiten Sie diese so frisch wie möglich. Einige Beeren, dazu gehört auch die Schlehe, pflückt man unmittelbar nach dem ersten Frost. Fichtensprossen kann man von frisch gefällten Bäumen zupfen, ansonsten von den Seitenästen.
Baumrinde wird bei feuchtem Wetter entnommen. Wie bei Wurzeln ist ihr Wirkstoffgehalt im Frühjahr und im Herbst am höchsten. Verwenden Sie die Rinde von zwei- bis dreijährigen Ästen.
Baumrinde darf niemals ringförmig vom Stamm abgetrennt werden, das kann zum Absterben des Baumes führen. Besonders im Frühjahr, wenn die Säfte in den Leitungsbahnen aufsteigen, lassen tiefe Schnitte den Baum ausbluten. Um dem vorzubeugen, hilft zur Not ein aus natürlichen Harzen und Wachsen hergestelltes Wundverschlussmittel, das sogenannte Baumpflaster.

Rinden und Wurzeln trocknen

Rinden und Wurzeln können bei Temperaturen bis zu 60 °C getrocknet werden. Wurzelstöcke oder Wurzeln werden vor dem Trocknen mit einer Wurzelbürste unter fließendem Wasser gründlich gereinigt und alle schadhaften Stellen sofort herausgeschnitten. Bei Schleim bildenden Wurzelteilen ist es vorteilhafter, wenn sie nur kurz gereinigt und leicht abgeschabt werden.
Die Trocknungszeit der Wurzeln richtet sich nach der Dicke der Wurzel, den Trocknungsbedingungen und den gegebenen Wetterverhältnissen. Mit gut einem Monat muss man jedoch rechnen. Bei großen Wurzelstücken lässt sich der Trocknungsprozess beschleunigen, indem die Wurzel grob zerkleinert oder mittig einmal geteilt wird. So kann sie je nach Jahreszeit in der Sonne vortrocknen und/oder anschließend im Backofen bei leicht geöffneter Tür endtrocknen.

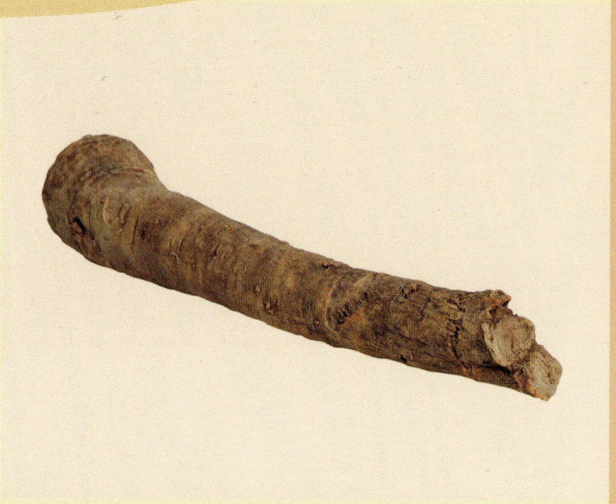

Die Meerrettichwurzel, auch Kren genannt,
wird zwischen September und Februar ausgegraben.

Tipps zur Aufbewahrung

Wenn die Blätter bei Berührung knistern und rascheln, ist das Kraut trocken. Nun können Sie es in gut schließende Braungläser oder beschichtete Weißblechdosen füllen und lagern.
Blätter und Blüten sollten während des Trocknens ihre Farbe behalten. Braun oder schwarz verfärbte Pflanzenteile sollte man aussortieren und auf den Kompost geben.

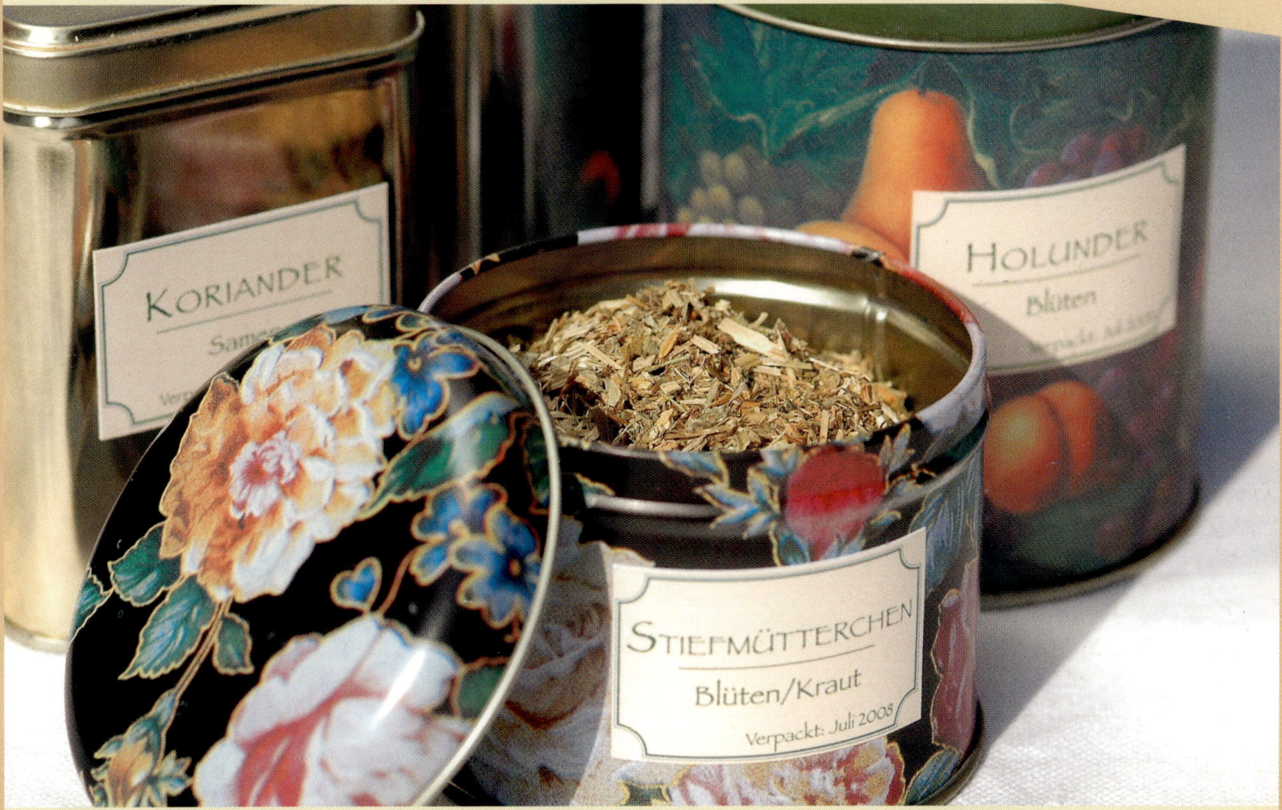

Kräuter-Sammelschätze gut verpackt.

Bevor Sie Wurzeln lagern, machen Sie einen Trockentest. Lässt sich die Wurzel leicht brechen, kann man davon ausgehen, dass sie auch im Innersten restlos trocken ist und verpackt werden kann.

Ich persönlich verpacke Kräuter grundsätzlich getrennt. Sie können natürlich auch gleich Ihre Kräuterteemischungen zusammenstellen und in beschriftete Blechdosen oder dunkle Gläser füllen. Getrennt verpacken hat den Vorteil, dass Sie auch später noch die Wahl haben, Tees in anderen Zusammenstellungen zu mischen, als sie vielleicht zum Sammelzeitpunkt vorgesehen waren. Außerdem bleiben die Geruchs- und Geschmacksstoffe der Kräuter individuell erhalten und Sie können sie in der Küche als Gewürzkraut verwenden.

Größere Mengen Kraut, die vielleicht für ein Kräuterkissen oder Potpourri gedacht sind, können auch in Pappschachteln und Papiertüten aufbewahrt werden.

Faustregeln für die Haltbarkeit

Als allgemeine Faustregel für die Haltbarkeit der Pflanzenteile gilt: Nur bis zur nächsten Saison aufheben und verwenden, da sich ihre Aromen und Wirkstoffe mit der Zeit verlieren.

Bei Wurzelbeständen verhält es sich anders. Sie müssen nicht jährlich erneuert werden, sie könnten sogar bis zu drei Jahre Verwendung finden. Doch Sie wissen ja: Vertrauen ist gut, Kontrolle ist besser. Überprüfen Sie von Zeit zu Zeit Ihre gesammelten Bestände und schauen Sie nach, ob noch alles in Ordnung ist. Sie könnten von Schimmel oder gar von Mäusen oder Insekten vernichtet werden.

Doch keine Regel ohne Ausnahme: Faulbaumrinde muss vor der Verwendung sogar ein Jahr gelagert werden!

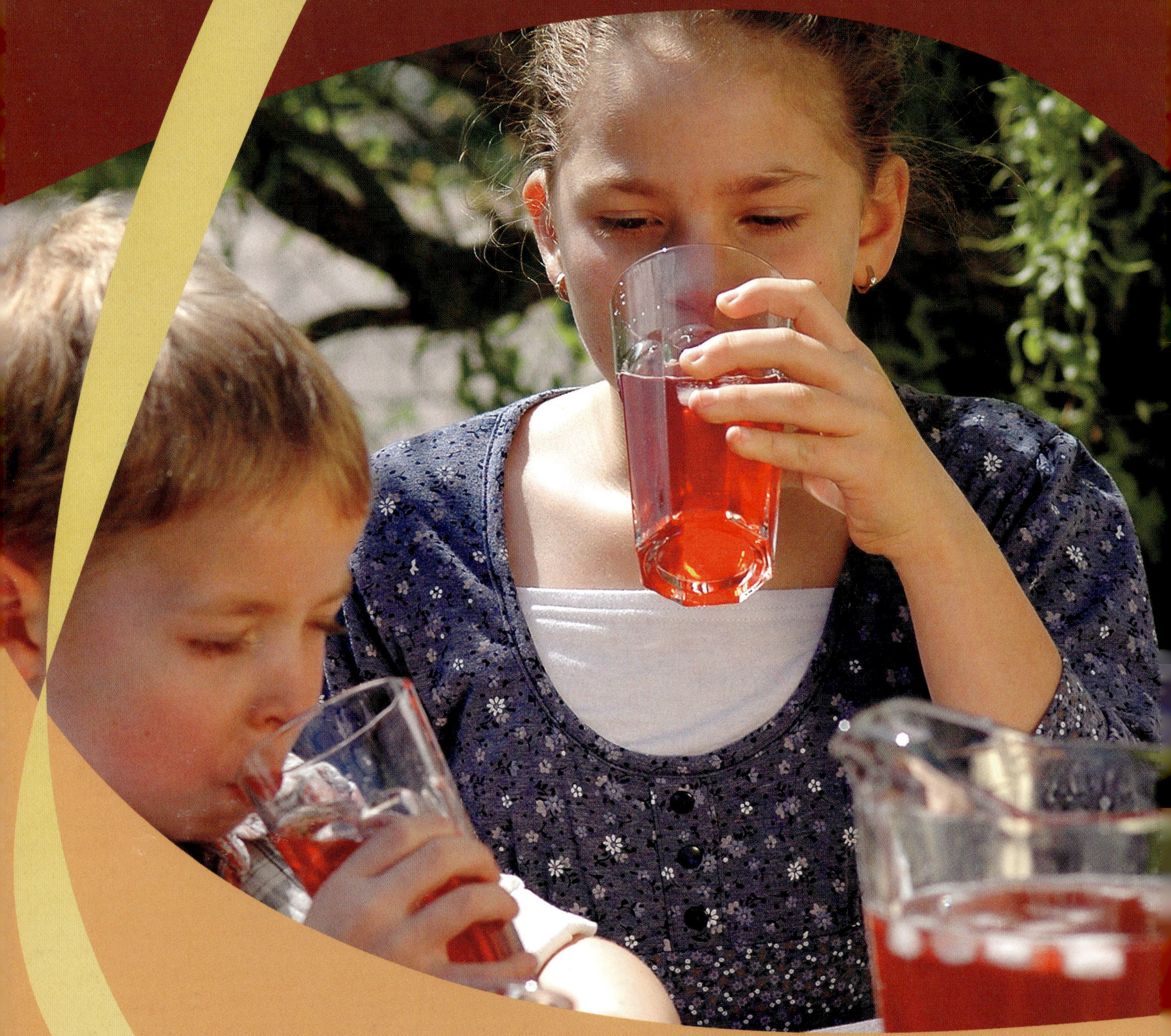

Hausteemischungen
für den täglichen Bedarf

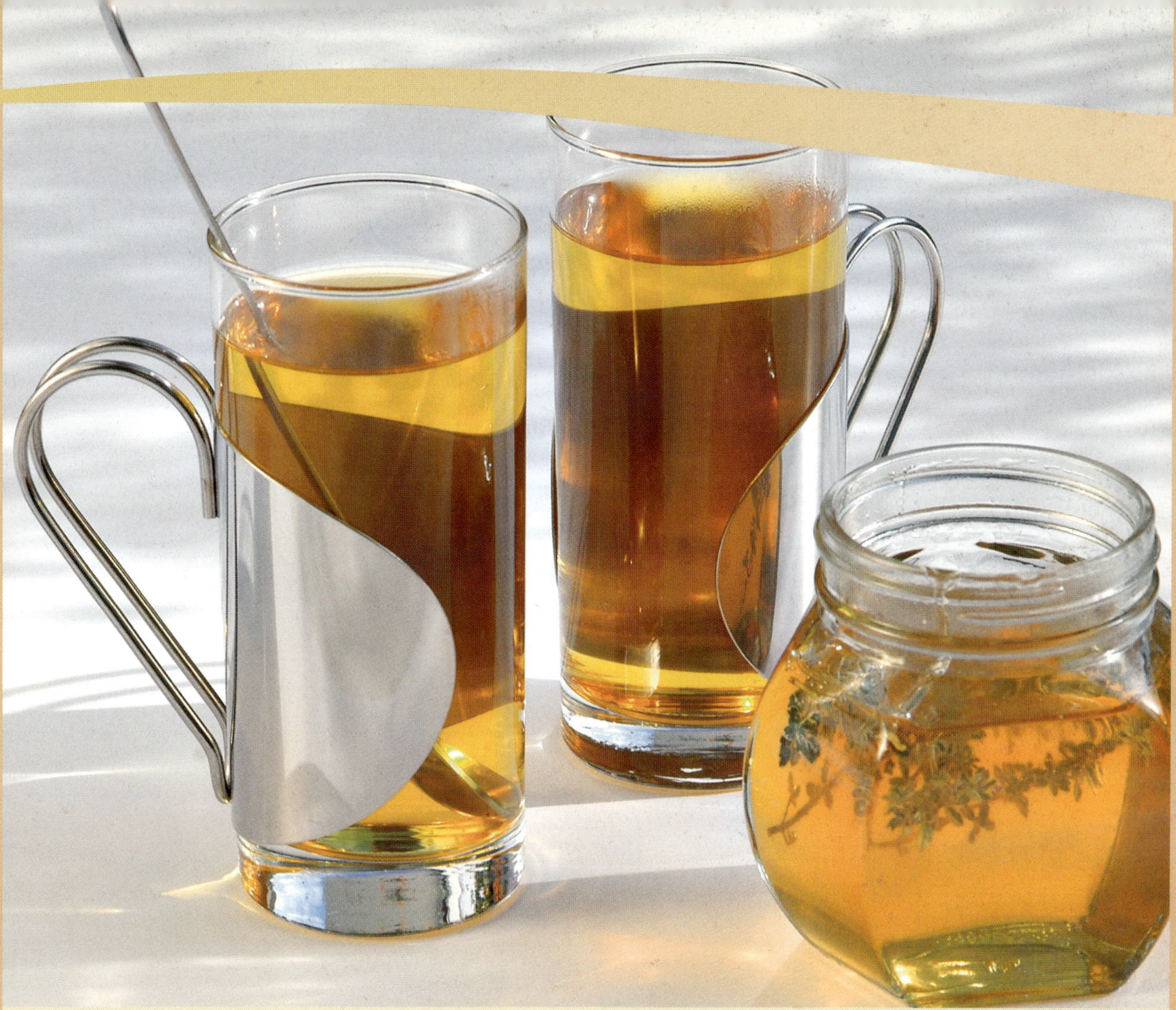

Königskerzentee mit Thymianhonig hilft bei Halsweh und Husten.

Durstlöscher und Wohlfühltees

Angeregt durch die große Auswahl an „Haustees" fällt es leicht, eigene Mischungen zu kreieren. Speziell im Sommer bieten sich eisgekühlte Tees, ergänzt durch Fruchtsäfte oder Mineralwasser, als Erfrischungsgetränk an. Das stillt den Durst und gibt jeder Zelle des Körpers die Möglichkeit, optimal tätig zu werden und die Substanzen, die sie braucht, zu transportieren. Das gibt neuen Schwung und erhöht die Leistungsfähigkeit. Sie sind zudem weitaus gesünder und erfrischender als gekaufte, vor Zucker strotzende Limonaden. Im Winter soll der Haustee natürlich eher wärmend wirken, was beispielsweise mit dem Zusatz von Ingwer oder Zimt erreicht wird. Orangen und Pfefferminze hingegen wirken eher kühlend.

Entscheidend für den Geschmack ist auch die Auswahl der Süßungsmittel, und das muss beileibe kein Industriezucker sein. Pflaumenmus, Honig oder Birnendicksaft verleihen jedem Tee eine eigene Geschmacksnote. Im Folgenden einige Vorschläge für bewährte Teemischungen.

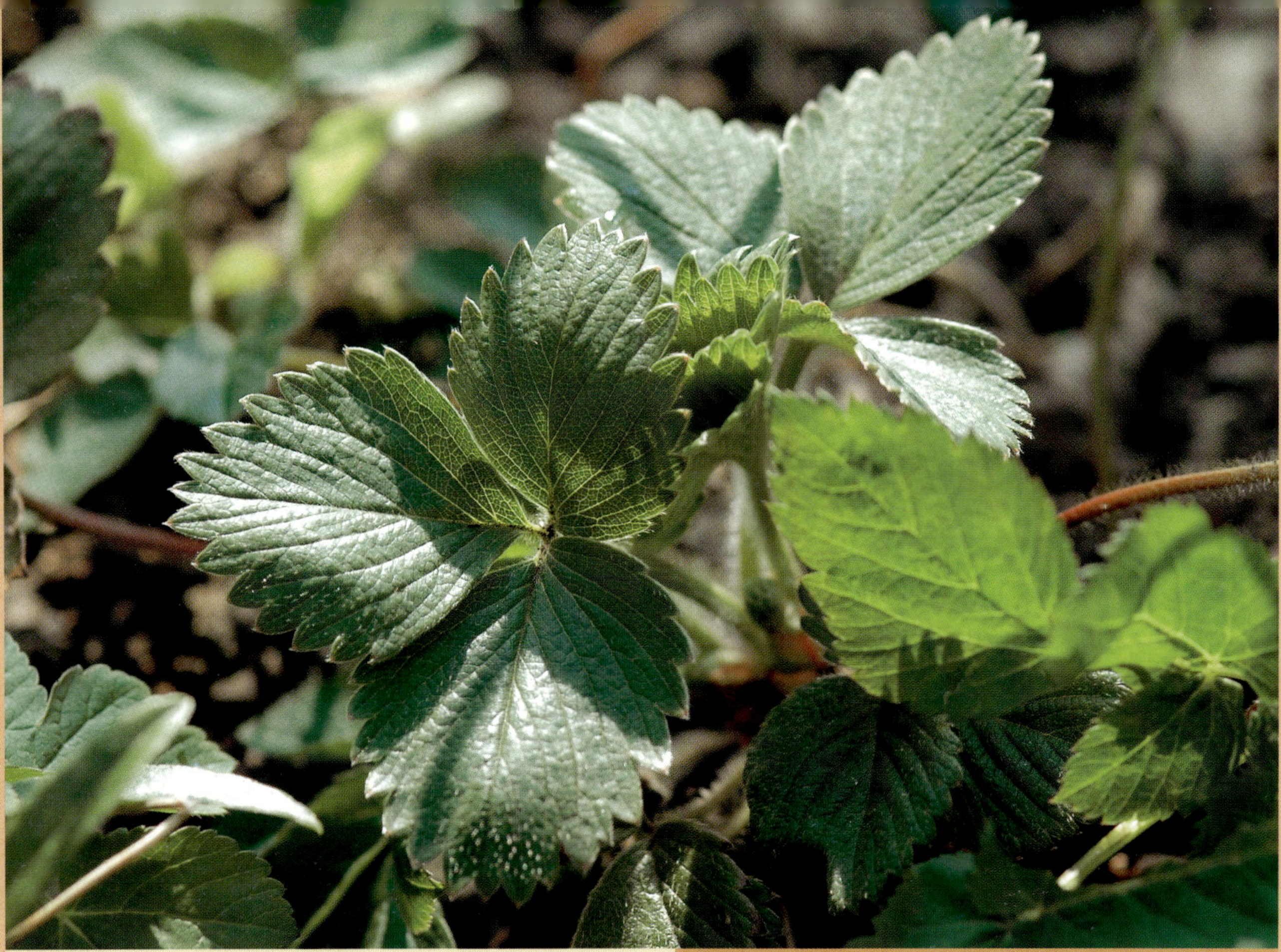

Tee für heiße Sommertage

Quer durch die Fülle der Natur – ein Kräutertee mit wunderbar vollmundigen, intensiven Aromen. Der ideale Sommertee, am liebsten mit frischen Pflanzen. Pflücken Sie die angenehm nach Honig duftenden Lindenblüten mit dem anheftenden Hochblatt.

Zutaten

10 g Melissenblätter
10 g Lindenblüten
10 g Hagebuttenfrüchte mit Samen
5 g Erdbeerblätter
5 g Brombeerblätter
5 g Hibiskusblüten
5 g Fenchelfrüchte
5 g Holunderblüten

Erdbeere *(Fragaria vesca* L.)

Am beliebtesten ist sicher die fleischig rote Scheinfrucht, die jeder als Erdbeere kennt. Für die Zubereitung von Tees werden die jungen zarten Blätter gesammelt und frisch wie auch getrocknet verwendet. Sie enthalten u. a. Vitamin C und Flavonoide. Erdbeerblätter sind eine ideale Grundlage für die unterschiedlichsten Mischungen.

Zubereitung und Anwendung

Mischen Sie alle Zutaten sorgfältig. Für den jeweiligen Gebrauch übergießen Sie einen gehäuften Esslöffel der Mischung mit 1 Liter kochendem Wasser und lassen den Aufguss 10 Minuten ziehen. Anschließend filtern Sie ab und süßen nach Bedarf, beispielsweise mit Ahornsirup, Honig oder Birnendicksaft anstatt Zucker. Eisgekühlt ist der Tee besonders im Sommer ein erfrischendes Getränk.

Vitamin-C-Tee für Kinder

Der hohe Vitamin-C-Gehalt zählt sicher zu den beachtlichsten Eigenschaften der Hagebutten. Viele dieser Wildrosenfrüchte weisen sogar mehr davon auf als Orangen und Zitronen.

Zutaten
1 l Hagebuttentee
1/2 l Mineralwasser
1 l Johannisbeersaft
Saft von 1 oder 1/2 Zitrone
Zucker oder Süßungsmittel nach Geschmack

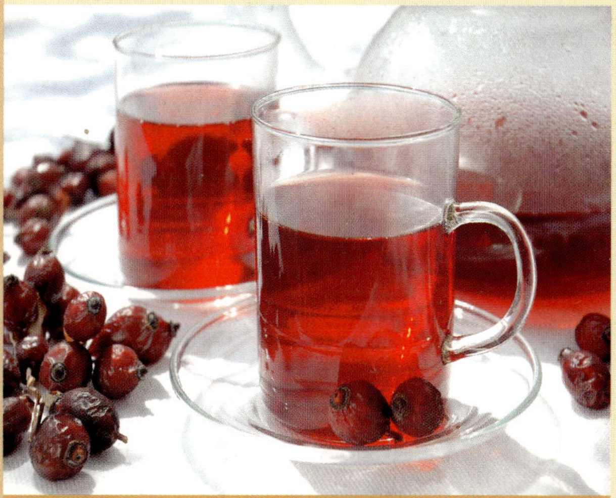

Hagebutte (Heckenrose, *Rosa canina* L.)
Die roten vollreifen Hagebutten werden im Herbst gesammelt. Genau genommen handelt es sich hierbei um Scheinfrüchte, die im reifen Zustand außen leuchtend rot aussehen und innen je nach Gattung mit mehr oder weniger zahlreichen Kernen, den so genannten Schließfrüchten versehen sind. Kinder kennen diese Nüsschen als Juckpulver. Hagebutten enthalten reichlich Vitamin C.

Zubereitung und Anwendung
Stellen Sie den Hagebuttentee wie gewohnt her und lassen sie ihn abkühlen. Anschließend geben Sie die anderen Zutaten zu, das Mineralwasser zum Schluss. Dann nur noch kurz umrühren, nach Geschmack süßen und im Sommer Eiswürfel hineingeben. Ein fruchtig frisches Sommergetränk, welches sicher nicht nur den Kleinsten gut schmeckt.

Fruchtiger Sommertee

Salz erhöht die Leitfähigkeit von allen Körpersäften wie Blut und Zellflüssigkeiten. Reines Tafelsalz, Natriumchlorid, ist hierfür allerdings weniger geeignet. Verwenden Sie stattdessen lieber eine kleine Prise naturbelassenes Kristallsalz aus dem Reformhaus.

Zutaten
3 Beutel Früchtetee
1/2 l Wasser
Saft und Schale einer unbehandelten Zitrone
eine winzige Prise Salz
1/2 l roter Traubensaft
Zucker oder Süßungsmittel nach Geschmack

Zubereitung und Anwendung
Die Zitrone auspressen und die gewaschene Schale zusammen mit dem Früchtetee mit kochendem Wasser übergießen. Den Teeaufguss wie gewohnt 10 Minuten ziehen lassen, dann die Beutel samt Schale entfernen. Nach dem Abkühlen die weiteren Zutaten wie Zitronensaft, Traubensaft und eine Prise Salz zufügen. Umrühren, nach Geschmack süßen und fertig ist der originelle und leckere Tee, der besonders Ihren Kindern schmecken wird. Der Tee kann jederzeit zum Durstlöschen getrunken werden.
Gesünder süßen Sie übrigens mit Ahornsirup, aromatisiertem Vollrohr-Blütenzucker oder Honig.

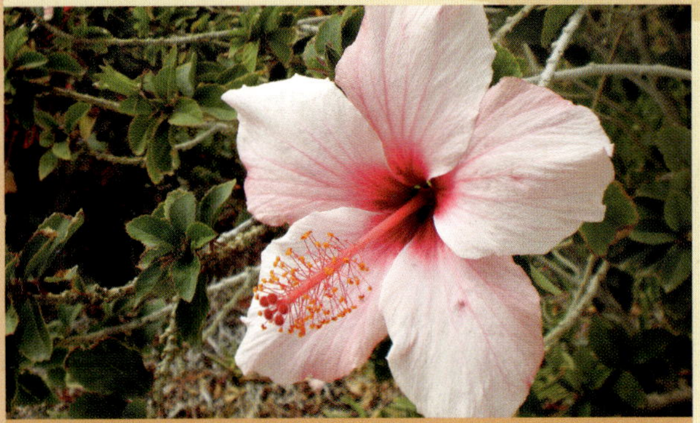

Hibiskus *(Hibiscus rosa-sinensis)*
Hibiskus gehört zu den Malvengewächsen und ist bei uns eine beliebte Kübelpflanze. Besonders in mediterranen Ländern wird Hibiskustee hoch geschätzt. Wie rote Weintrauben, so enthält auch Hibiskus gefäßschützende Inhaltsstoffe sowie viele Antioxidantien. Er soll auch eine positive Wirkung auf den Cholesterinspiegel haben. Seine Blüte steht symbolisch für Reichtum und Pracht.

Gute-Laune-Tee

Natürliche Vitaminpower durch Zitrone und Hagebutten! Das schützt unser Immunsystem vor freien Radikalen. Zimt soll wärmend und aphrodisierend wirken. Das ist genau das Richtige, um den Tag frohgelaunt zu beginnen.

Zutaten
2 EL Hagebuttenfrüchte
1 EL Hibiskusblüten
eine unbehandelte Zitrone
2 Zimtstangen

Zubereitung und Anwendung
Für den jeweiligen Gebrauch pressen Sie die Zitrone aus, den Saft stellen Sie zur Seite, er wird erst später zugegeben. Schneiden Sie von der verbliebenen Schale einige Stückchen ab. Übergießen Sie die restlichen Zutaten, ein paar Zitronenschalenstückchen und die Zimtstangen mit 1 Liter kochendem Wasser und lassen Sie den Aufguss dann 10 Minuten ziehen. Anschließend filtern Sie ab, geben nach Geschmack Süßungsmittel und den Zitronensaft hinzu. Ein empfehlenswerter Ersatz für Zucker ist Ahornsirup, Honig oder Birnendicksaft. Trinken Sie ihn im Sommer eisgekühlt.

Quer durch den Garten

Experimentieren Sie doch einmal. Verwenden Sie zur Abwechslung frische Heilkräuter der Saison aus Ihrem Garten oder auch selbst gesammelte, getrocknete Kräuter. Da eigenen sich beispielsweise Mischungen von Kräutern wie Lindenblüten, Waldmeister, Holunderblüten, Rosenblüten, alle Minzearten, Brombeer- und Johannisbeerblätter, Malvenblüten und viele mehr. Schon bald werden Sie ihre Lieblingsmischung entdecken.

Zutaten
25 g Heidelbeeren
25 g Erdbeerblätter
25 g Hagebutten
25 g Hibiskusblüten

Zubereitung und Anwendung
Mischen Sie die Pflanzenteile sorgfältig. Für den jeweiligen Gebrauch übergießen Sie 2 Esslöffel der Mischung mit 1 Liter kochendem Wasser und lassen den Aufguss 10 Minuten ziehen. Anschließend filtern Sie ab und süßen nach Bedarf. Falls Sie frische Erdbeerblätter und Hibiskusblüten verwenden, nehmen Sie die doppelte Menge wie im Rezept angegeben. Probieren Sie doch einmal den Tee anstelle von Zucker mit Ahornsirup, Honig oder Birnendicksaft zu süßen. Trinken Sie diesen Tee nach Bedarf als Durstlöscher.

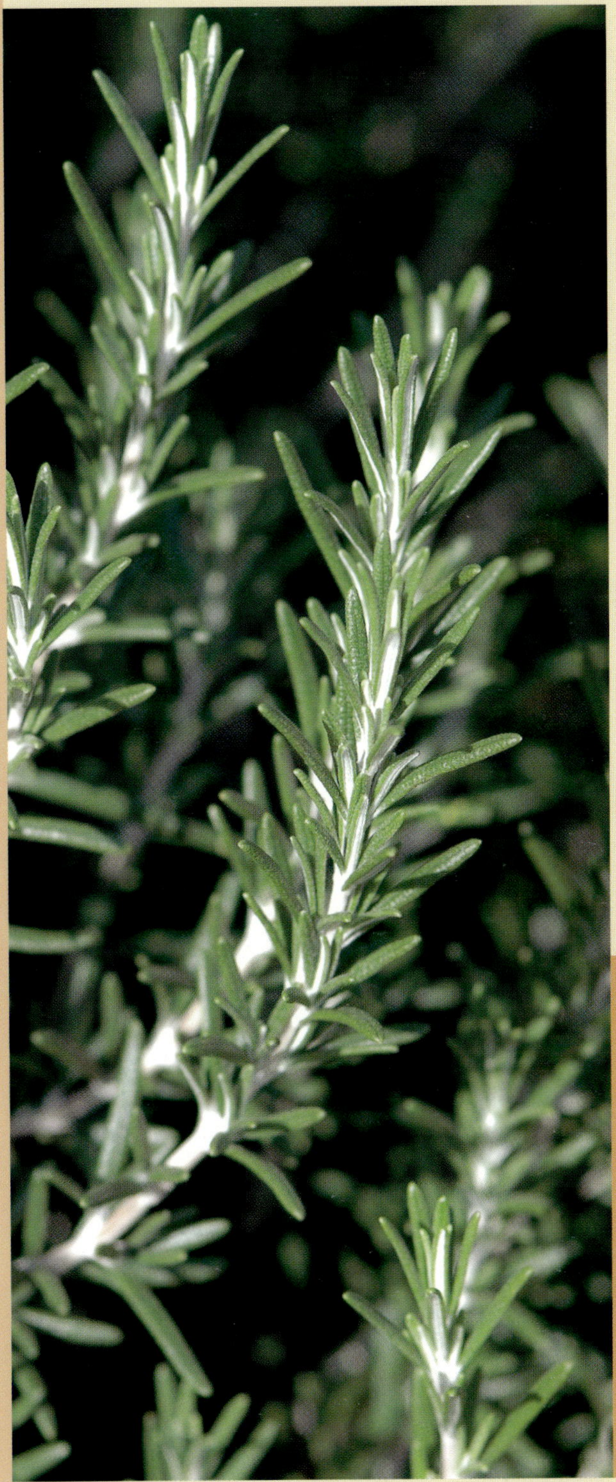

Mit Schwung in den Tag

Rosmarin bringt den Kreislauf in Schwung! Er hat eine anregende und belebende Wirkung. In der Naturheilkunde wird Rosmarin weiterhin bei Appetitlosigkeit, Erschöpfung und zur Rekonvaleszenz empfohlen.

Zutaten

35 g Brombeerblätter
35 g Himbeerblätter
30 g Rosmarinnadeln

Zubereitung und Anwendung

Mischen Sie die Pflanzenteile sorgfältig. Für den jeweiligen Gebrauch übergießen Sie 1 Teelöffel der Mischung mit 1/2 Liter kochendem Wasser und lassen den Aufguss 5 bis 6 Minuten ziehen. Anschließend filtern Sie ab und süßen nach Bedarf.
Trinken Sie vorzugsweise am Vormittag ein bis zwei Tassen davon. Rosmarin hat eine den Kreislauf anregende Wirkung. Wenn Sie ihn am Abend trinken, sollten Sie sich noch etwas vornehmen, sonst steht Ihnen möglicherweise eine schlaflose Nacht bevor.

Rosmarin *(Rosmarinus officinalis* L.)

Rosmarin ist eine typische Pflanze südlicher Länder. Er wächst an trockenen Hängen als Strauch bis zu einer Höhe von zwei Metern. Im Frühjahr erscheinen die blassblauen, sehr kleinen Blüten. Rosmarin ist nicht nur ein sehr aromatisches und vielseitig zu verwendendes Küchengewürz, auch in der Volksmedizin findet er bei vielen Zipperlein Verwendung: Nieren- und Gallebeschwerden, Magen und Darmleiden, Wassersucht, Rheuma, Durchblutungsstörungen, allgemeine Schwäche u. v. a. Das Rosmarinaroma hilft auch bei Erschöpfungszuständen.

Bio-Vital

Damit geht es dem Körper gut! Mit Zutaten aus Kräutern und natürlichen Vitaminen können Sie den Tee sowohl heiß und ebenso gerne auch kalt trinken. Traubensaft kann abführend wirken, Sie können je nach Geschmack die Säfte auch austauschen.

Zutaten

1 Filterbeutel Kräutertee-Mischung
1 Gewürznelke
1 Stück Zimtstange
1 Stückchen Ingwer
Orangen- und roter Traubensaft
1 TL Pflaumenmus
Vanillezucker

Zubereitung und Anwendung

Geben Sie den Kräuterteebeutel zusammen mit der Zimtstange und dem Ingwer in eine große Tasse und füllen Sie diese bis zur Hälfte mit kochendem Wasser auf. Lassen Sie den Aufguss 10 Minuten ziehen, entfernen Sie dann den Teebeutel und füllen Sie die Tasse mit gleichen Teilen Fruchtsaft auf. Süßen Sie den abgekühlten Tee nach Geschmack mit Pflaumenmus und Vanillezucker. Dieser Tee schafft wohlige Wärme. Trinken Sie gleich morgens ein bis zwei Tassen.

Wissenswertes

Zimt wird in Asien aus der Rinde des echten Zimtbaumes *(Cinnamomum verum)* und aus Kassia *(Cinnamomum aromaticum)* gewonnen. In der chinesischen und ayurvedischen Medizin ist Zimt seit Jahrhunderten als Heilmittel bekannt. Aber auch in Europa steht der aromatische Zimt zunehmend im Interesse der Forschung. Besonders im Winter, der kühlen, feuchten und lichtarmen Jahreszeit, greifen viele Menschen unbewusst gerne zu Leckereien, die der Wintermüdigkeit, Depressionen und häufigem Frösteln entgegenwirken. Besonders beliebt, und das nicht ohne Grund, sind dabei auch Zimtsterne. Zimt enthält wärmende, schmerzlindernde, kreislaufanregende und stimmungsaufhellende Inhaltsstoffe. Er wirkt außerdem desinfizierend, senkt den Cholesterinspiegel und soll neusten Erkenntnissen zufolge auch bei Diabetes Positives erreichen.

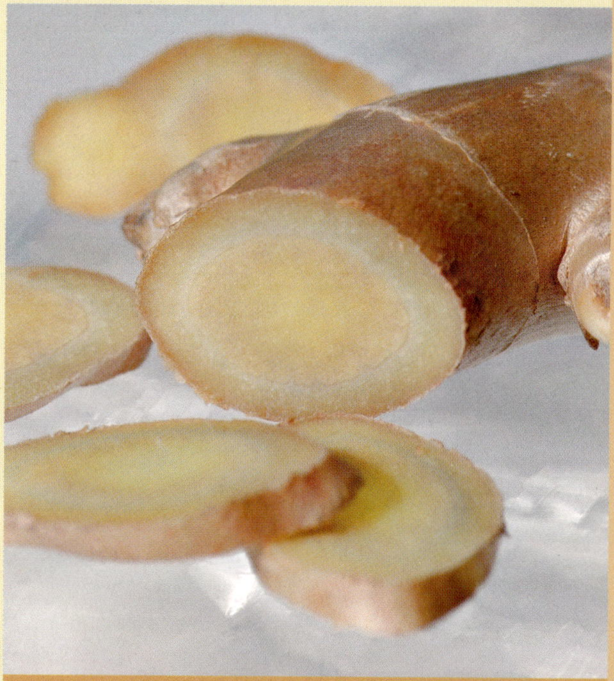

Ingwer *(Zingiber officinale)*
Hauptsächlich wird von der Ingwerpflanze der Hauptspross, das unterirdisch wachsende Rhizom verwendet. Das ist ein Wurzelstock dessen Hauptachse tief im Boden liegt und sich von dort aus verzweigt. Als Heilmittel hat Ingwer entzündungshemmende und antioxidative, wärmende sowie eine anregende Eigenschaft. Ebenso wird dem aromatischen, scharf würzigen Ingwer eine aphrodisierende Wirkung nachgesagt. Mit Wasser aufgebrühter Ingwer regt die Verdauung an.

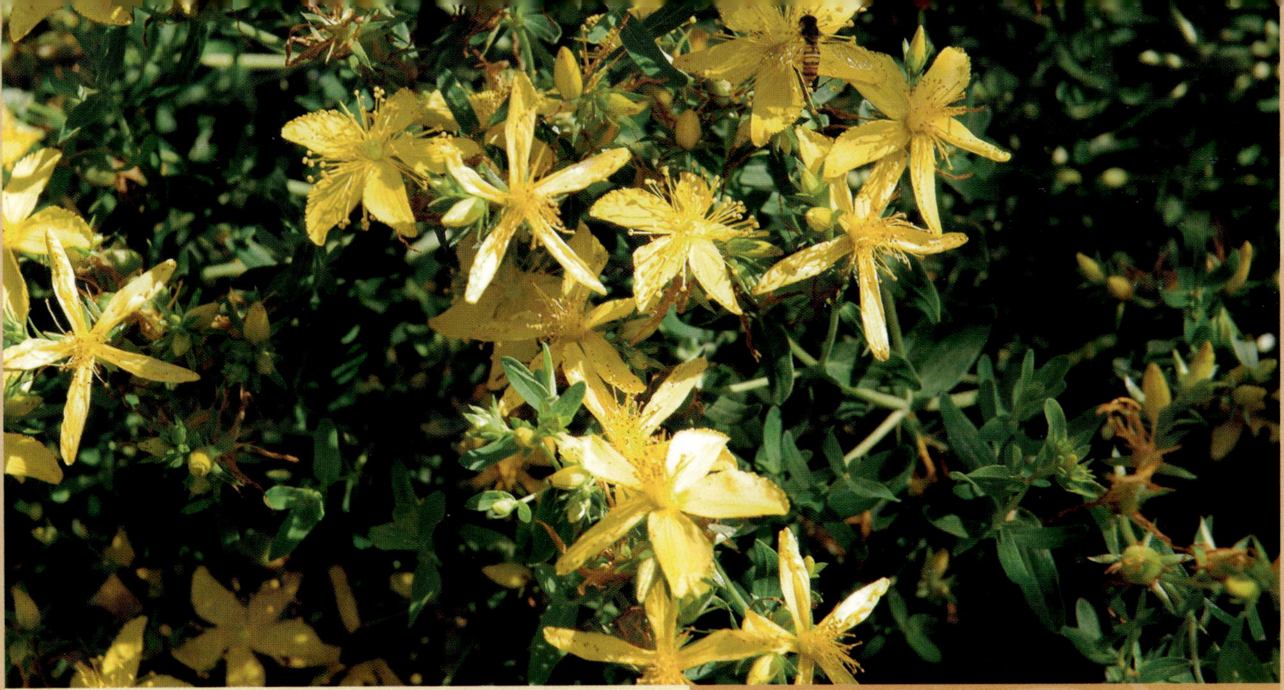

Tee zum Entspannen

Bei Nervosität, Erschöpfung, Schlaflosigkeit, Wechseljahresbeschwerden und während oder nach einer Krankheit wird diese Kräutermischung Balsam für die Seele sein. Dieser Tee bringt Körper, Geist und Seele wieder ins Gleichgewicht.

Zutaten

30 g Baldrianwurzel
30 g Johanniskraut
20 g Melisse
20 g Hopfenblüten

Zubereitung und Anwendung

Mischen Sie die Pflanzenteile sorgfältig. Übergießen Sie 1 Esslöffel der Kräuter mit einer Tasse kaltem Wasser und lassen Sie das Ganze 12 Stunden stehen. Als Nächstes überbrühen Sie einen zweiten Esslöffel dieser Mischung mit einer Tasse kochendem Wasser und lassen alles 10 Minuten ziehen. Dann filtern Sie ab und gießen den kalten und den heißen Teeaufguss zusammen. Trinken Sie am besten am späten Nachmittag und am Abend je eine Tasse.

Johanniskraut *(Hypericum perforatum)*
Der rote Farbstoff Hypericin ist der Hauptwirkstoff in den Blütenblättern. Zu Zeiten von Paracelsus wurde Johanniskraut überwiegend als Wundheilmittel verwendet, erst im 18. Jahrhundert entdeckte man seine nervenstärkende Wirkung.

Wissenswertes

Wenn es so weit ist, dass man schon bei Kleinigkeiten in die Luft geht, gereizt ist, in depressive Stimmungen hineinrutscht oder schnell in Tränen ausbricht, dann brauchen die Nerven Entspannung. Wussten Sie, dass es im menschlichen Organismus ein sogenanntes Glückshormon gibt, das Beta-Endorphin? Dieses wirkt auf bestimmte Rezeptoren auf den Membranen der Nervenzellen. Es wirkt positiv auf unsere Stimmung und erzeugt eine Art Hochgefühl. Eine ausreichende Synthese dieser Stoffe im Körper hängt in hohem Maße von einer ausgewogenen Ernährung ab, welche die hierfür nötigen Bausteine liefert. Starke Nerven und gute Laune können somit auch über die Ernährung gefördert werden. Also, eiweißreiche Kost muss her. Fisch, Käse und vor allem pflanzliches Eiweiß wie Tofu. Frisches Obst, Vollkorn, Vitamin B6 und Vitamin C sind ein Muss.

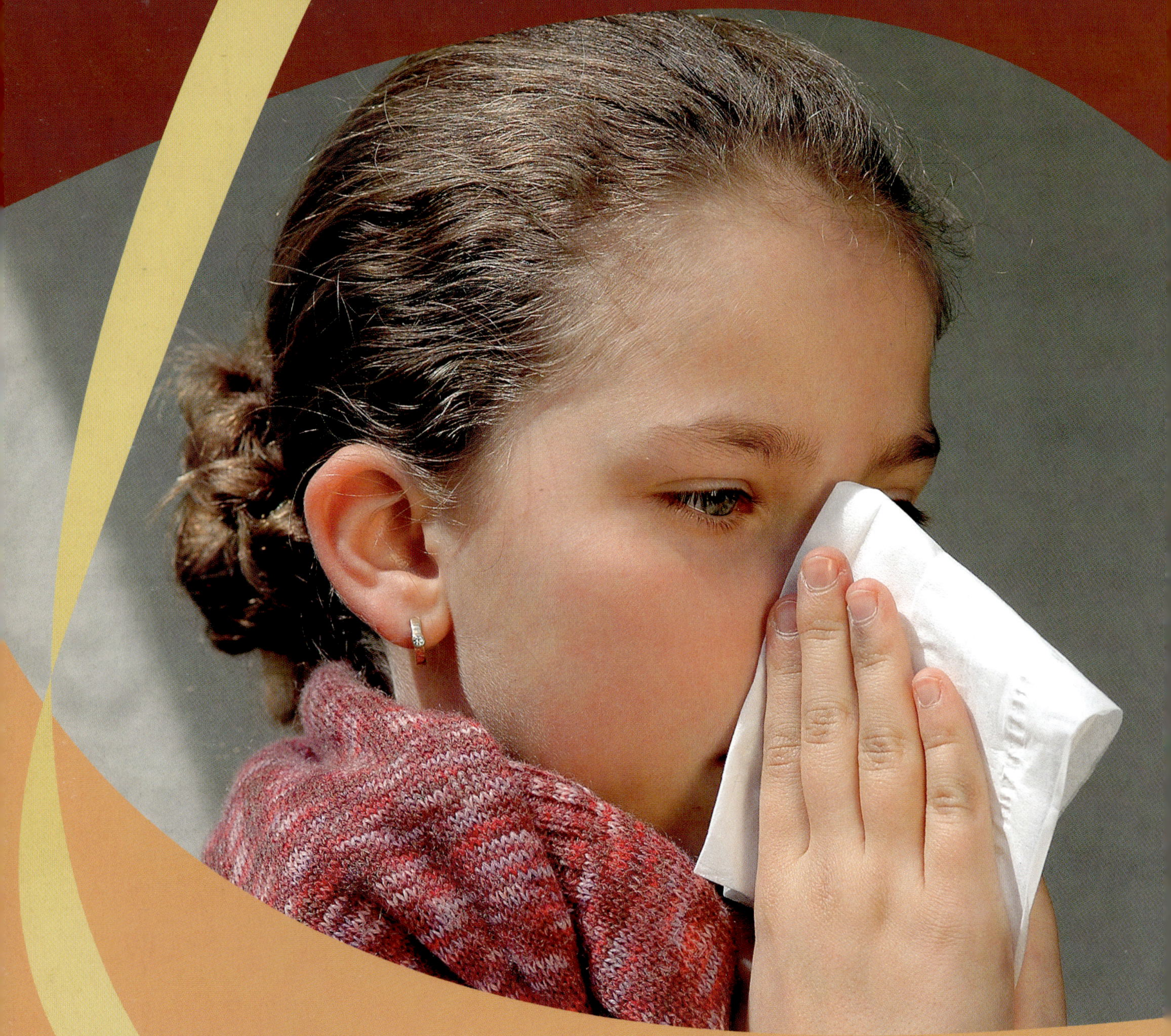

Grippezeit ist Teezeit

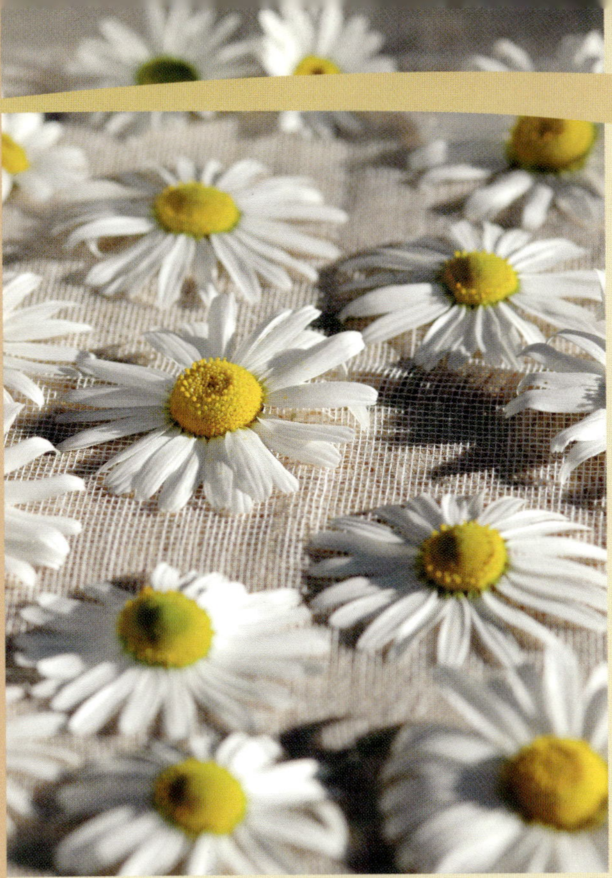

Auf einem mit Fliegennetz bespannten Gestell trocknen auch die feinsten Blüten, hier Kamille, optimal.

Bewährte Tees bei Erkältung

Wie der Name schon sagt, entsteht eine Erkältung durch Kälte. Im Volksmund heißt es daher auch: „Ich habe mich verkühlt." Normalerweise ist eine Erkältung harmlos und klingt nach gut einer Woche von alleine wieder ab. Unangenehm sind aber die Begleitsymptome wie schlechtes Allgemeinbefinden, Appetitlosigkeit, Husten, Schnupfen, eine verstopfte Nase, Niesanfälle, Halsweh und auch Fieber.
Doch eine Erkältung ist noch lange keine Erkältung. Dahinter verbirgt sich quasi eine ganze Armada unterschiedlichster mikroskopisch kleiner Viren. Erst in jüngster Zeit haben US-Forscher sieben neue Erreger entdeckt. Diese Krankheitserreger sind wahre Überlebenskünstler. Sie können außerhalb des Körpers an der Luft stundenlang überleben, um dann im geeigneten Augenblick zuzuschlagen. Vor allem in der nasskalten Herbst- und Winterzeit hat man kaum eine Chance, ihnen zu entrinnen. Ob am Arbeitsplatz, in der Schule oder im Supermarkt: überall wird geniest, geschnäuzt und gehustet. Prompt werden die Viren eingeatmet oder man infiziert sich über Gebrauchsgegenstände, Taschentücher, ungewaschene Hände oder beim Sprechen durch sogenannte Tröpfcheninfektion. Der beste Schutz ist ein gesundes Immunsystem und starke Abwehrkräfte. Bei einem harmlosen Krankheitsverlauf klingen die Beschwerden meist nach einer Woche ab. Daher sagt man auch, ein grippaler Infekt dauert ohne Medikamente sieben Tage und mit Medikamenten eine Woche.

Winterhalbjahr ist nicht gleich Grippezeit

Wenn wir im normalen Sprachgebrauch von „Grippe" reden, ist im Allgemeinen der grippale Infekt, besser bekannt als Erkältung, gemeint. Die „echte Grippe" kann lebensbedrohliche Ausmaße annehmen. Sie wird durch Influenzviren verursacht, und kann anfangs den Symptomen eines grippalen Infekts sehr ähnlich sein. Sie beginnt plötzlich und verläuft wesentlich heftiger als eine Erkältung. Erst im weiteren Verlauf des Krankheitsbildes treten die Unterschiede in der Symptomatik, wie beispielsweise hohes Fieber, Glieder- Nerven- und Muskelschmerzen, zutage. Um mögliche Komplikationen wie Lungen- oder Herzmuskelentzündungen auszuschließen, sollten Sie stets einen Arzt zurate ziehen. Und auch nach einem unkomplizierten Verlauf kann es je nach Konstitution noch Wochen oder sogar Monate dauern, um sich restlos davon zu erholen. Glücklicherweise steckt nicht hinter jeder Triefnase gleich eine handfeste Grippe.

Kinder stecken sich häufiger an

Wenn man in Erwägung zieht, dass sich ein Mensch jährlich im Schnitt viermal erkältet, hat der Organismus eines 50-Jährigen sein Immunsystem bereits etwa 200-mal mit den Erregern konfrontiert. Kinder hingegen müssen ihr Immunsystem erst noch trainieren, sie haben noch nicht die Abwehrstoffe durch frühere Erregerkontakte aufgebaut.

Um den Viren Paroli bieten zu können, brauchen sie daher eine optimale Ausrüstung. Dazu gehören ausreichend Nährstoffe, Spurenelemente, Vitamine und Mineralien sowie Ballaststoffe. Um optimal Abwehrstoffe zu bilden, ist beispielsweise der Kontakt mit anderen Kindern sowie viel Bewegung bei Wind und Wetter im Freien wichtig.

Erkältungstee für Kinder

Holunderblüten enthalten neben ätherischen Ölen auch schweißtreibende Pflanzenwirkstoffe, die Glykoside. Sie stärken die Abwehrkräfte und sind in zahlreichen Erkältungstees enthalten.

Zutaten

10 g Holunderblüten
5 g gestoßene Fenchelfrüchte
10 g Hagebutten mit Kernen
10 g Hibiskusblüten
10 g Lindenblüten

Zubereitung und Anwendung

Mischen Sie die Pflanzenteile sorgfältig. Geben Sie 1 Esslöffel der Mischung auf 1/2 Liter kochendes Wasser, anschließend 10 Minuten ziehen lassen. Kinder trinken von dem Tee dreimal täglich eine Tasse.

Wissenswertes

Kinder mögen fein gemahlene Fenchelsamen in Milch gekocht und mit etwas Honig gesüßt. Als Gute-Nacht-Trunk können die beruhigenden, schmerz- und entzündungswidrigen Inhaltsstoffe besonders gut helfen. Hat das Kind über 39 °C Fieber, sollte aber grundsätzlich ein Arzt hinzugezogen werden. Bis zu seinem Eintreffen können Sie mit kalten Wadenwickeln die Körpertemperatur senken. Decken Sie die feuchten Wickel zusätzlich mit einem trockenen Handtuch ab. Die Füße bleiben dabei immer frei, sollten aber mit einer Wolldecke schön warm gehalten werden.

Tee bei fiebriger Erkältung

Linden- und Holunderblüten bringen Sie ins Schwitzen. Das ist bei einer mit Fieber einhergehenden Erkältung erwünscht. Zum einen, damit die schädlichen Erreger schneller ausgeschieden werden und zum anderen, weil der Körper seine Entgiftungskräfte intensiviert. Brombeerblätter unterstützen den Heilungsverlauf durch ihre Gerbstoffe. Sie entziehen den Erregern den Nährboden und lindern Halsschmerzen.

Zutaten

10 g Holunderblüten
5 g Erdbeerblätter
10 g Hagebutten mit Kernen
10 g Lindenblüten
15 g Melissenblätter
5 g Brombeerblätter

Zubereitung und Anwendung

Mischen Sie die Pflanzenteile sorgfältig. Geben Sie 1 Esslöffel der Mischung auf 1/2 Liter Wasser, anschließend alles 10 Minuten ziehen lassen. Von dem Tee können Sie mehrmals täglich eine Tasse trinken.

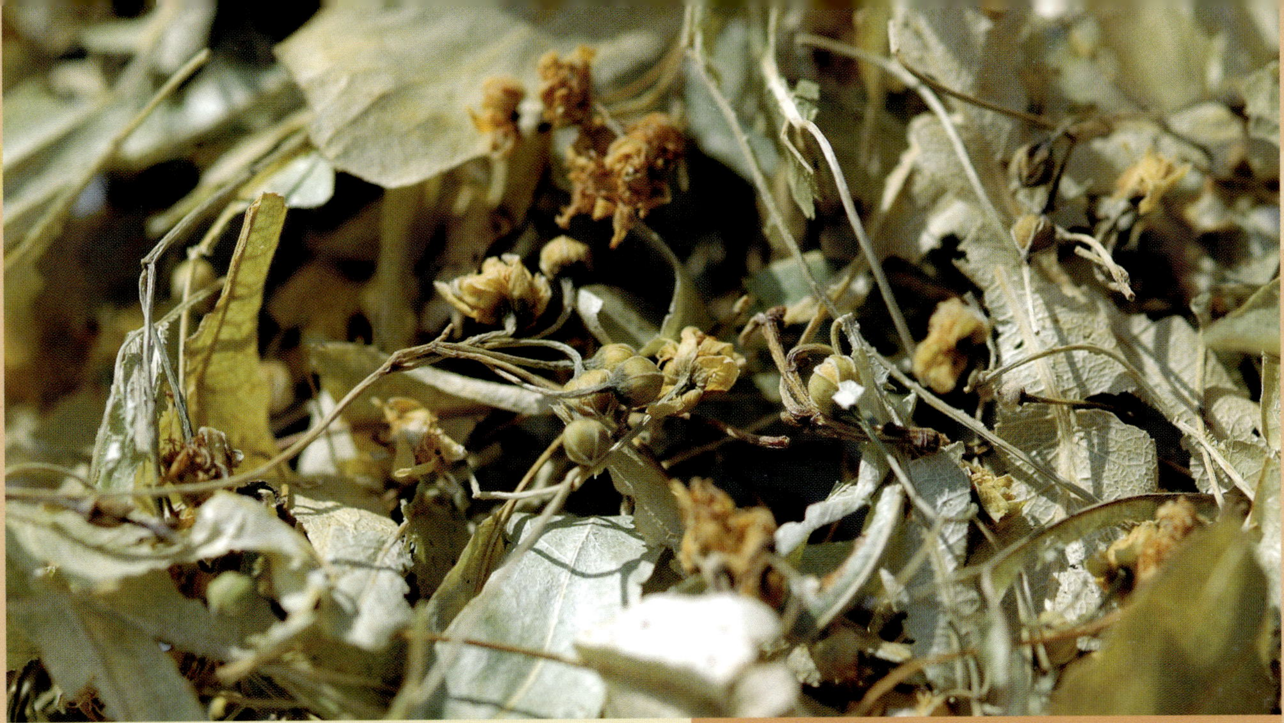

Wissenswertes

Die Angaben in dem Rezept beziehen sich traditionell auf die kleine Walderdbeere. Sie können aber auch Gartenerdbeerblätter verwenden. Ihre Blätter sollen bei Leber- und Gallenleiden, Gicht und Nachtschweiß sowie bei vielen anderen Zipperlein helfen. In der neuzeitlichen Medizin wird die Beere wegen ihrer Inhaltstoffe geschätzt. Enthalten sind Kalium, Kalzium, Magnesium, Zink und Eisen – um nur einige zu nennen. Ihr Vitamin-C-Gehalt ist mit 62 mg pro 100 g fast so hoch wie bei der schwarzen Johannisbeere. Besonders im Frühjahr liefern Erdbeeren alles was der Körper braucht.

Um gegen die jährlich anrollende Grippewelle gewappnet zu sein, können wir das Immunsystem mit einer Extraportion Vitamin C einmal so richtig in Schwung bringen. Statt künstlich hergestellter Ascorbinsäure bietet sich hierfür eine Kur mit frischen Zitronen an. Dazu trinken Sie nicht nur täglich deren frisch gepressten Saft, sondern essen auch das Fruchtfleisch mit. In diesem sind Bio-Flavonoide enthalten, welche die Wirkung des Vitamins um das Zehnfache erhöhen und eine zusätzliche Schutzwirkungen entfalten. Bio-Flavonoide befinden sich überwiegend in der weißen Schalenhaut der Früchte. Sie schützen das Vitamin C vor Oxidation und wirken als natürliche Antihistaminika allergischen Reaktionen entgegen.

Linde *(Tilia platyphyllos)*

Es gibt zwei Lindenarten, die Winterlinde und die Sommerlinde. Die Winterlinde, zu erkennen an kleineren Blättern und reichblütigeren Blütenständen, trifft man häufiger als die Sommerlinde. Lindenblüten-Tee hat schweißtreibende, hustendämpfende und fiebersenkende Wirkung und hilft, Erkältungskrankheiten mit Fieber schneller zu überwinden.

Tausendsassa Vitamin C

Die Empfehlung der Deutschen Gesellschaft für Ernährung ist eine Vitamin-C-Tagesration von 150 Milligramm pro Tag für Erwachsene. Das ist recht wenig! Wenn Sie Raucher sind, raubt schon eine einzige Zigarette etwa 30 Milligramm von dem Vitamin. Ein Gefühlsausbruch, sei es Freude, Aggression oder Verzweifelung, verschlingt in 20 Minuten mitunter bis zu 300 Milligramm Vitamin C. Weitere Vitaminräuber sind beispielsweise Stress, Umweltoxine, Elektrosmog und Ernährungsfehler. US- Biochemiker raten schon lange zu täglich

400 Milligramm Vitamin C für Erwachsene. Das kann man mit natürlichem Vitamin C ruhig riskieren, da überschüssige Mengen binnen 24 Stunden mit dem Urin wieder ausgeschieden werden. Ein perfekter natürlicher Vitaminspender sind Hagebutten: 100 Gramm Fruchtfleisch enthalten rund 1200 Milligramm Vitamin C.

Hilfreicher Hustentee

In sumpfigen Gebieten wächst der Fieberklee, oder, wie er auch genannt wird, Bitterklee. In der traditionellen Erfahrungsmedizin fand er wegen seiner Vorliebe für feuchte Gebiete Anwendung bei allen Krankheiten, die durch Nässe entstehen, so Gicht und Rheuma. Achtung: Fieberklee steht unter Naturschutz!

Zutaten

10 g Holunderblüten
10 g Fieberkleeblätter
10 g Kamillenblüten
10 g Thymiankraut
10 g Augentrost
10 g Melissenblätter
10 g Tausendgüldenkraut

Zubereitung und Anwendung

Mischen Sie die Pflanzenteile sorgfältig. Übergießen Sie 1 Esslöffel der Teemischung mit 1/2 Liter kochendem Wasser und lassen Sie den Aufguss etwa 10 Minuten abgedeckt ziehen, bevor Sie ihn abfiltrieren. Trinken Sie täglich drei Tassen.

Wissenswertes

Die Krautspitzen des Thymians erfreuen sich nicht nur in der französischen Küche größter Beliebtheit, sie sind auch in vielen Kräuterlikören und Hustensäften enthalten. Im Jahr 2006 war der Thymian Pflanze des Jahres. Der in ihm enthaltene Wirkstoff Thymolum ist übrigens ein sehr wirksames Desinfektionsmittel, welches im Mittelalter bei Pestepidemien manch einem das Leben gerettet hat. Aus der Erfahrungsmedizin ist bekannt, dass es nicht nur Bakterien, sondern auch Viren und Darmwürmer abtötet.
Um das Abhusten bei Erwachsenen zu erleichtern, können Sie eine Salbe herstellen, welche als Wirkstoffe die ätherischen Öle enthält. Nehmen Sie dafür je 1 Gramm Thymian-, Rosmarin-, und Eukalyptus- und Latschenkieferöl sowie 0,5 Gramm Kampfer. Rühren Sie die Tropfen in 50 Gramm zimmerwarme Salbengrundlage wie Vaseline oder Eucerin und reiben Sie sich damit morgens und abends Brust und oberen Rücken ein. Vorsicht, dass keine Salbe in die Augen gelangt!

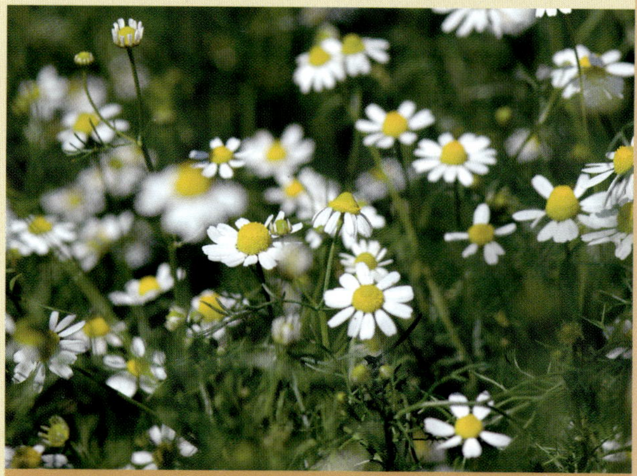

Kamille *(Matricaria chamomilla)*
Die Kamille ist wohl die bekannteste Heilpflanze in Europa und schlechthin ein Klassiker unter den Teepflanzen. Gesammelt werden in den Monaten Mai und Juni in erster Linie nur die Blütenköpfchen, ohne die krautigen Bestandteile. Die optimale Heilmittel- und Wirkstoffqualität haben die Blüten im Zeitraum vom dritten bis zum fünften Tag nach dem Aufblühen.

Tee bei Erkältung mit Gliederschmerzen

Wenn man sich bei einer Erkältung wie gerädert fühlt und alle Glieder schmerzen, ist die Wirkstoffkombination dieser Teemischung eine bewährte Hilfe. Sie wirkt schweißtreibend, schmerzlindernd, sekretfördernd und enthält durch die Hagebutten noch immunstärkendes Vitamin C.

Zutaten

20 g Holunderblüten
20 g Weidenrinde
20 g Lindenblüten
10 g Mädesüßblüten
10 g Hagebuttenschalen
10 g Thymian

Zubereitung und Anwendung

Mischen Sie alle Pflanzenteile sorgfältig. Übergießen Sie einen gehäuften Esslöffel der Teemischung mit 1/2 Liter kochendem Wasser und lassen Sie den Aufguss etwa 10 Minuten abgedeckt ziehen, bevor Sie ihn abfiltrieren. Von dem Tee trinken Sie mehrmals täglich eine Tasse.

Wissenswertes

Mädesüß enthält wie die Weide das schmerz- und fiebersenkende Salicin. Dieser Wirkstoff wird im Körper, genauer in der Leber, in Salicylsäure umgewandelt. 1897 war das Geburtsjahr der synthetisch hergestellten Salicylsäure (ASS), bekannt durch Aspirin. Seither wird der natürliche Stoff der Weide medizinisch nur naturheilkundlich verwendet.
Schmerzlindernd wirkt auch Johanniskraut. Sein Hauptwirkstoff Hypericin wird insbesondere als Antidepressivum geschätzt. Russische Forscher stellten zudem vor gut 30 Jahren dessen Wirksamkeit bei antibiotikaresistenten Bakterien, vor allem gegen das berüchtigte Staphylococcus aureus, fest. Allerdings stehen hierzu noch weitere Forschungen aus.

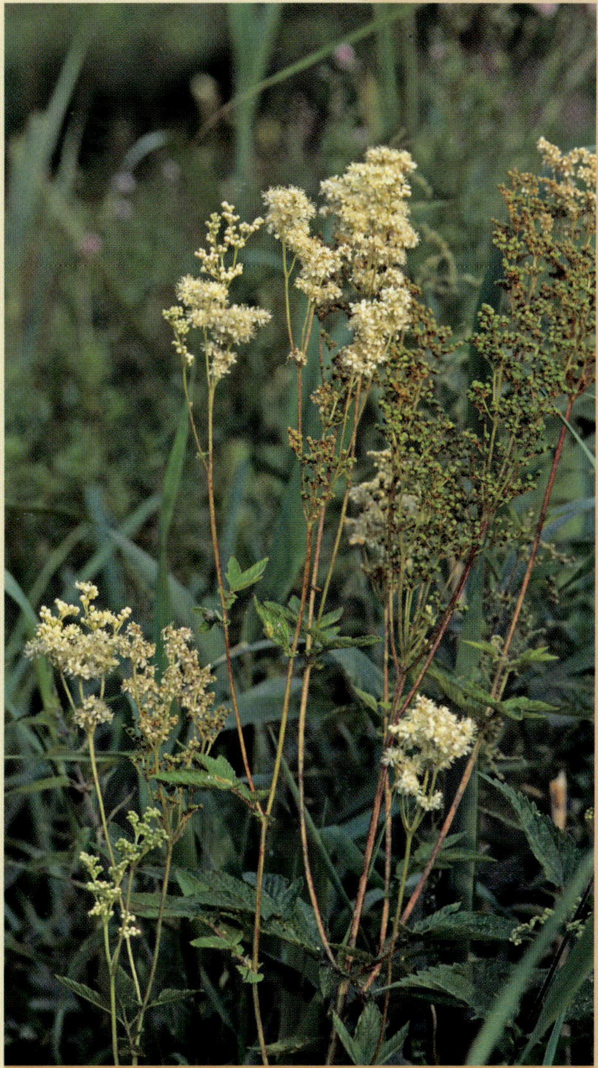

Mädesüß *(Filipendula ulmaria)*
Die stark duftenden Blüten des bis zu anderthalb Meter hohen Mädesüß werden von Juni bis August gesammelt. Sie sind oft Bestandteil von Grippe- und Rheumatees und wirken Harn- sowie Schweißtreibend. Eine Überdosierung kann bei empfindlichen Personen Übelkeit und Magenbeschwerden verursachen. Schon den keltischen Druiden galt das Mädesüß als heilige Pflanze.

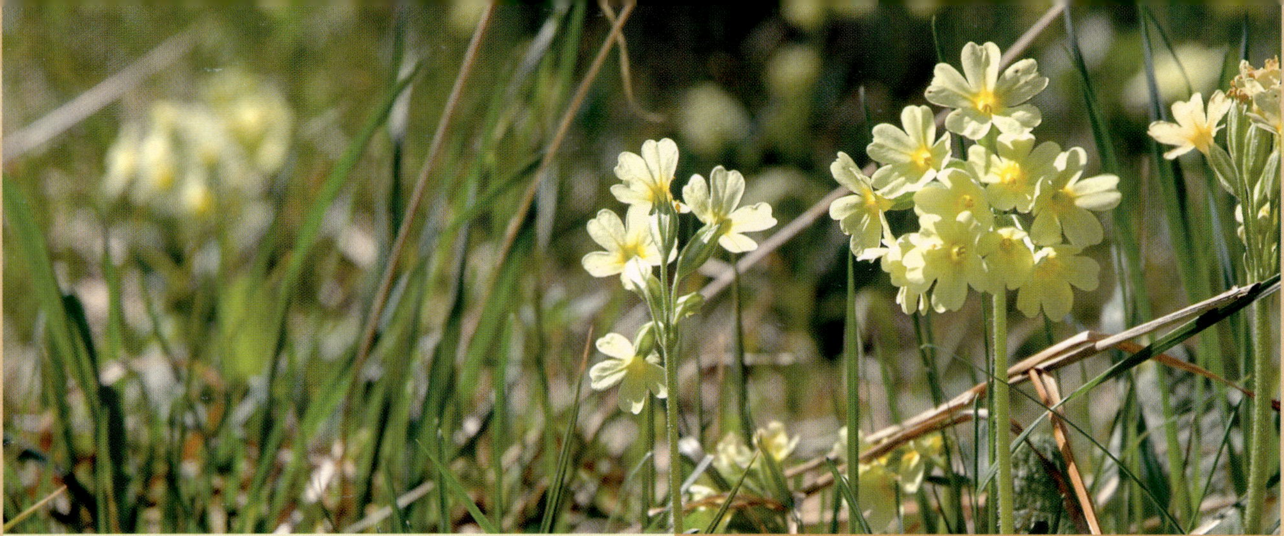

Tee bei Mandelentzündung

Die Mandeln gehören zum lymphatischen System und sind, wie wir umgangssprachlich sagen, die Gesundheitspolizei im Körper und somit für die Abwehr von Krankheitserregern zuständig. Eine Mandelentzündung (Angina/Tonsillitis) wird am häufigsten durch Streptokokken-Bakterien, seltener durch Viren hervorgerufen. Begleitsymptome können Schluckbeschwerden, ein Engegefühl im Hals, oft verbunden mit Schüttelfrösten, Kopfschmerzen, allgemeiner Schwäche und Fieber sein. Die Mandeln sind dann gerötet, schwellen an, und sind mit einem gelb-weißlichen Belag überzogen. Normalerweise klingen die Symptome nach drei bis vier Tagen wieder ab. Ein Arztbesuch wird spätestens fällig, wenn die Beschwerden trotz eigener Maßnahmen anhalten. Eine nicht ausgeheilte Angina kann ernsthafte Komplikationen mit sich bringen.

Zutaten

20 g Holunderblüten
25 g Bockshornkleesamen
20 g Salbei
25 g Schlüsselblumen

Zubereitung und Anwendung

Mischen Sie die Pflanzenteile sorgfältig. Übergießen Sie 2 Esslöffel der Mischung mit 1/2 Liter kochendem Wasser und lassen Sie den Aufguss etwa 10 Minuten abgedeckt ziehen, bevor Sie ihn abfiltrieren. Von dem Tee können Sie öfter über den Tag verteilt schluckweise trinken.

Schlüsselblume *(Primula veris)*

Die bei uns heimische Schlüsselblume wächst wild auf Wiesen und an Waldrändern. Die eigentlichen Inhaltsstoffe, Saponine, Schleimstoffe und Glykoside, finden sich in den Wurzeln. Der Wirkstoffgehalt der Blüten ist wesentlich geringer. Das Ausgraben ist streng verboten, da die Pflanze unter Naturschutz steht. Es gibt Menschen, die bei der Berührung mit einer Primel empfindlich reagieren und in der Folge einen Hautausschlag bekommen.

Wissenswertes

Gönnen Sie sich Ruhe, gurgeln Sie mit Salbeitee und nehmen Sie Vitamin A zu sich, damit die Halsschleimhaut einen Schutz aufbauen kann. Vitamin C unterstützt zusätzlich die „Immunpolizei."
Bei einem Mangel an Vitamin A im Körper sterben schleimproduzierende Zellen, ohne die unsere Schleimhäute nicht ausreichend feucht gehalten werden können, ab. Stattdessen bilden sich Hornschichten in Lunge, Magen, Darm und auch auf der Halsschleimhaut. Dann kann sie keinen optimalen Schutz mehr vor freien Radikalen aufbauen. In Karotten, Spinat, Papaya und Brokkoli ist reichlich Vitamin A enthalten.

Tee bei Grippe

Zwischen April und Oktober blüht der Spitzwegerich mit seinen schmallanzettlichen Blättern an Äckern, auf Wiesen und an Wegrändern. Als Heilmittel gegen Atemwegserkrankungen kann man die Blätter den ganzen Sommer hindurch sammeln. Den höchsten Wirkstoffgehalt haben sie vor der Blütezeit.

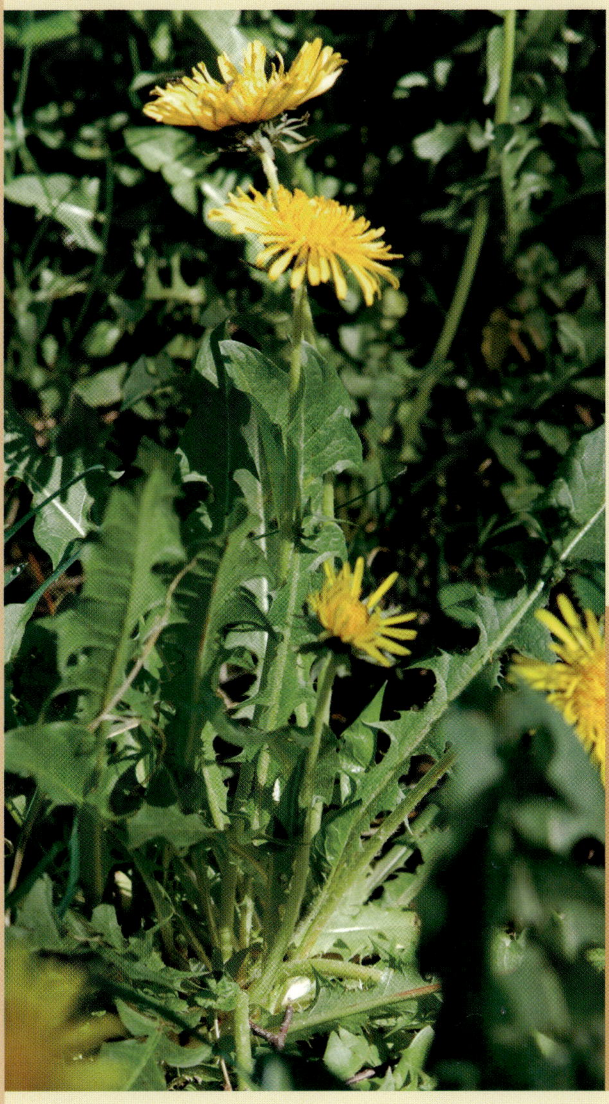

Zutaten

45 g Holunderblüten
50 g Huflattich
45 g Löwenzahnwurzel
25 g Lindenblüten
25 g Spitzwegerich

Zubereitung und Anwendung

Mischen Sie die Pflanzenteile sorgfältig. Geben Sie 1 Esslöffel der Mischung auf 1/2 Liter Wasser, anschließend 10 Minuten ziehen lassen. Von dem Tee können Sie dreimal täglich je eine Tasse trinken.

Wissenswertes

Der Rote Sonnenhut *(Echinacea purpurea)* ist das ideale Mittel, um bei Grippe das Immunsystem zu stärken und die Abwehrkräfte zu aktivieren. Als Globuli, Tropfen und Schaumspray entfaltet er rasch seine Wirkung. Sonnenhut nimmt man aber nicht nach dem Motto „viel hilft viel", die Dauer der Einnahme sollte acht Wochen nicht überschreiten. Wegen überschießender Reaktionen wird bei Autoimmunerkrankungen von Echinacea abgeraten. Auch Injektionen sind wegen allergischer Reaktionen nicht ganz risikolos.

Löwenzahn *(Taraxacum officinale)*

Wer kennt sie nicht, die goldgelbe Butterblume, unseren heimischen Löwenzahn. Der wichtigste Inhaltsstoff, das Taraxacin, ist in den Wurzeln und auch in dem Kraut vorhanden. Löwenzahn regt den Stoffwechsel an. Er wirkt Harntreibend und ist ein idealer Tee zur Blutreinigung im Frühjahr. Die Blätter verwendet man auch frisch als Salat, zusammen mit Spinat ergeben sie ein schmackhaftes Gemüse. Vorsicht: der Milchsaft des Stängels ist giftig und kann Hautreizungen verursachen.

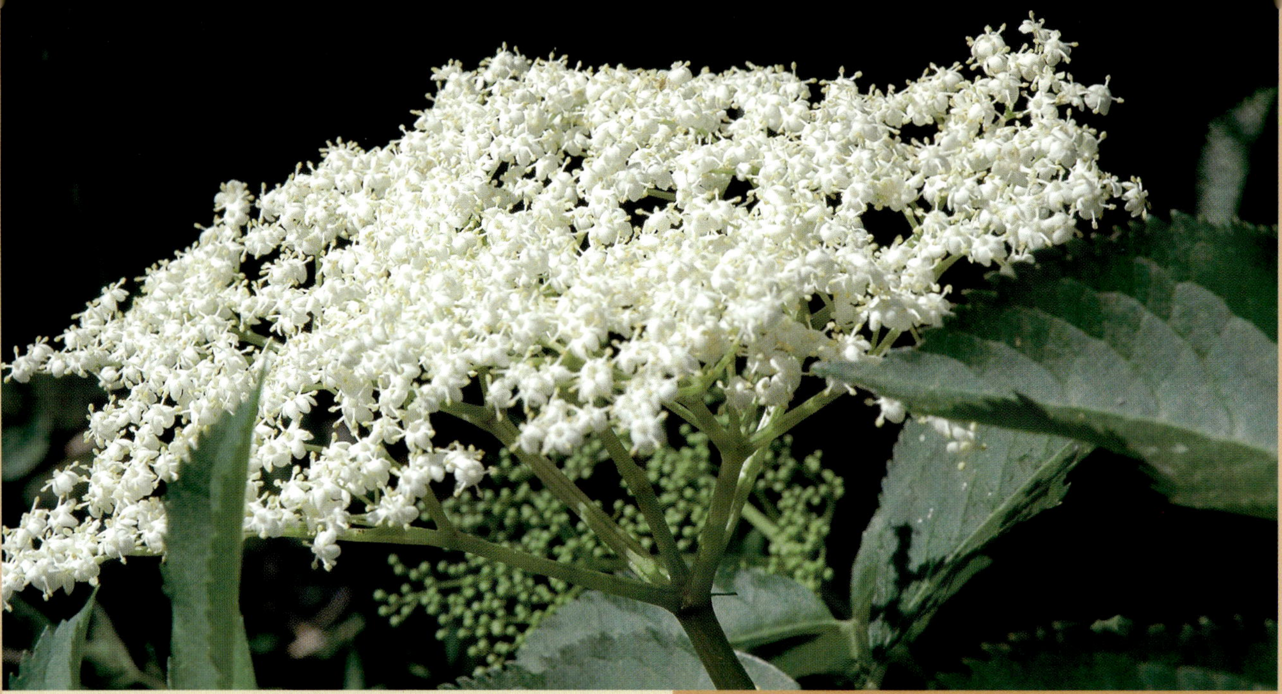

Bewährter Erkältungstee

Teezubereitungen mit Haselkätzchen sind ziemlich in Vergessenheit geraten. In der traditionellen Volksmedizin wurden die möglichst noch geschlossenen Kätzchen bei Lungenentzündungen, Grippe und als leicht schweißtreibende Ergänzungsmittel verwendet.

Zutaten

40 g Haselkätzchen
40 g Holunderblüten
20 g Lindenblüten
20 g Fliederblätter

Zubereitung und Anwendung

Mischen Sie die Pflanzenteile sorgfältig. Übergießen Sie 1 Esslöffel der Teemischung mit 1/2 Liter kochendem Wasser und lassen Sie den Aufguss etwa 5 Minuten abgedeckt ziehen, bevor Sie ihn abfiltrieren. Von dem Tee trinken Sie täglich drei Tassen.

Wissenswertes

Der Schwarze Holunder *(Sambucus nigra)* blüht je nach Region von Juni bis Juli. Die gelblichweißen, süß duftenden Blütenschirme werden kopfüber in einem abgedunkelten, luftigen Raum zum Trocknen aufgehängt. Nach dem Trocknen schneidet man die dicken Stängel ab und bewahrt die zarten Blüten in lichtundurchlässigen Weißblechdosen oder Braungläsern. So behalten sie ihre Wirkstoffe bis zur nächsten Sammelsaison.
Mit Lindenblüten bevorraten Sie sich im Sommer, etwa im Juni/Juli, und zwar kurz nach dem Aufblühen der Blüten. Sie werden mitsamt dem goldgelben Hochblatt gepflückt. Studien mit Kindern an der Universität von Chicago haben ergeben, dass Kinder, denen Bettruhe und Lindenblütentee verordnet wurden, schneller genesen, als Kinder die Antibiotika erhielten. Nebenwirkungen konnten im ersten Fall keine festgestellt werden.

Holunder *(Sambucus Nigra)*

Der Holunder ist ein kleiner Strauch oder Baum, der bis zu sieben Meter hoch wird. Kennzeichnend sind seine unpaarig gefiederten Blätter und die großen flachen Blütenstände, die etwas unangenehm riechen. Aus seinen gelblich-weißen Blüten gehen im Herbst die blauschwarzen oder eher violettschwarzen Beeren hervor. Holunder spielte in Volksheilkunde schon immer eine große Rolle.

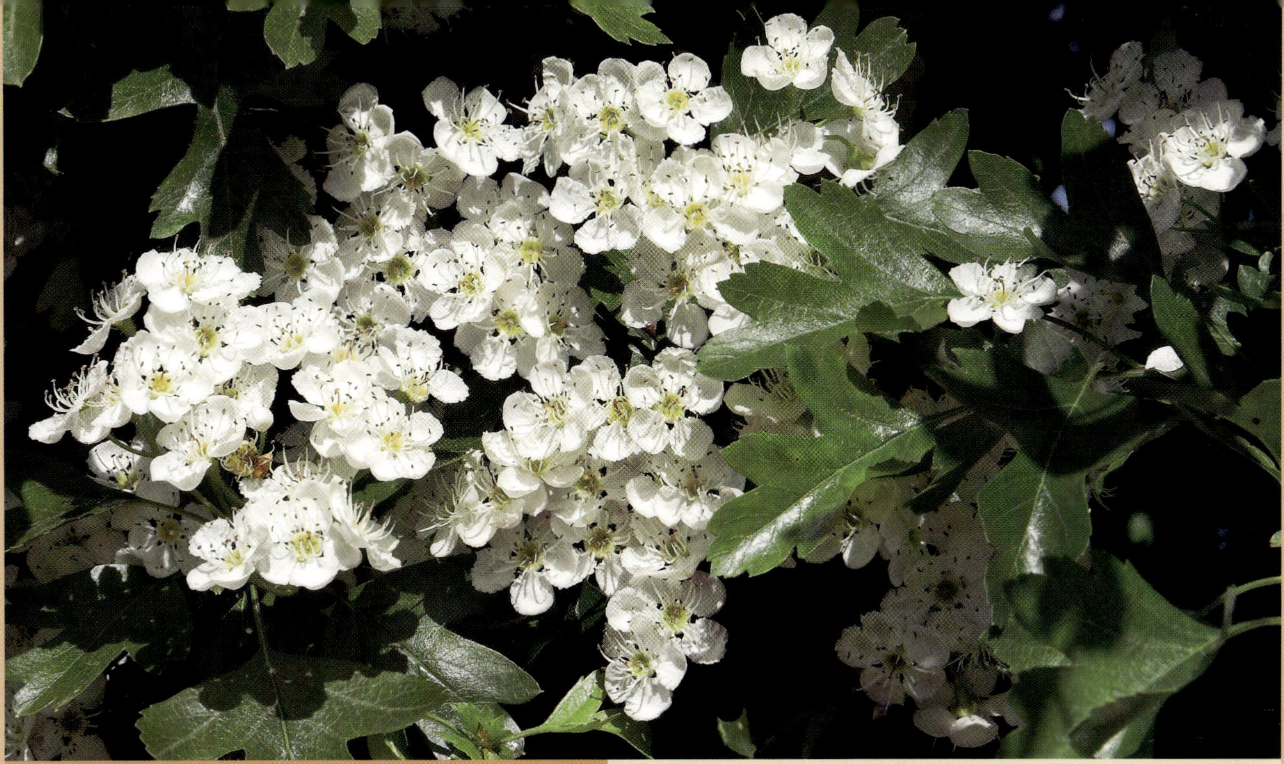

Weißdorn *(Crataegus monogyna)*
Der ein- und der zweigriffelige Weißdorn zählt zu der Gattung der Rosengewächse. Er hat bedornte Äste und zeigt im Frühjahr eine Pracht kleiner weißer Blüten. In lichten Gebüschen, an Wiesenrändern, Hecken und Wald-Feldrändern ist er zur Blütezeit im Mai schon von weiter Ferne zu entdecken.

Bronchialasthma und Allergien

Bronchialasthma zählt zu den allergischen Krankheiten. Oft sind Allergien gegen bestimmte Umwelteinflüsse festzustellen, wie beispielsweise Nahrungsmittelzusatzstoffe, Tierhaare, Pollen, Schimmelpilze, Hausstaubmilben und vieles mehr. Charakteristisch sind immer wiederkehrende Anfälle von Atemnot, ein pfeifendes Atemgeräusch, das Gefühl nach Luft schnappen zu müssen, verbunden mit Angstzuständen und Schweißausbrüchen. Asthma kann sich allmählich entwickeln, aber auch als Folgeerscheinung einer Bronchitis auftreten. Auch die genetische Disposition spielt eine Rolle.

Zutaten

2 Teile Weißdornblüten
4 Teile Ysopblätter und -blüten
3 Teile Eukalyptusblätter
3 Teile Beifußblätter

Zubereitung und Anwendung

Mischen Sie alle Pflanzenteile sorgfältig. Für den jeweiligen Gebrauch übergießen Sie 1 Esslöffel der Mischung mit 1/2 Liter kochendem Wasser und lassen den Aufguss 10 Minuten ziehen.
Von dem Tee trinken Sie täglich zwei Tassen, am besten zwischen den Mahlzeiten.

Wissenswertes

Bei Asthma können durchaus auch psychische Gründe eine Rolle spielen. Hintergrund ist oft Einsamkeit, ein Gefühl des Verlassenseins oder Trauer. Aber auch Menschen, die sich nicht abgrenzen können oder sich durch Verpflichtungen und Probleme bedrängt fühlen, können die Symptome entwickeln. Bejahen Sie das Leben und denken Sie: Ich löse mich von allem, was mich einengt, jeder Atemzug schenkt mir neue Kraft.

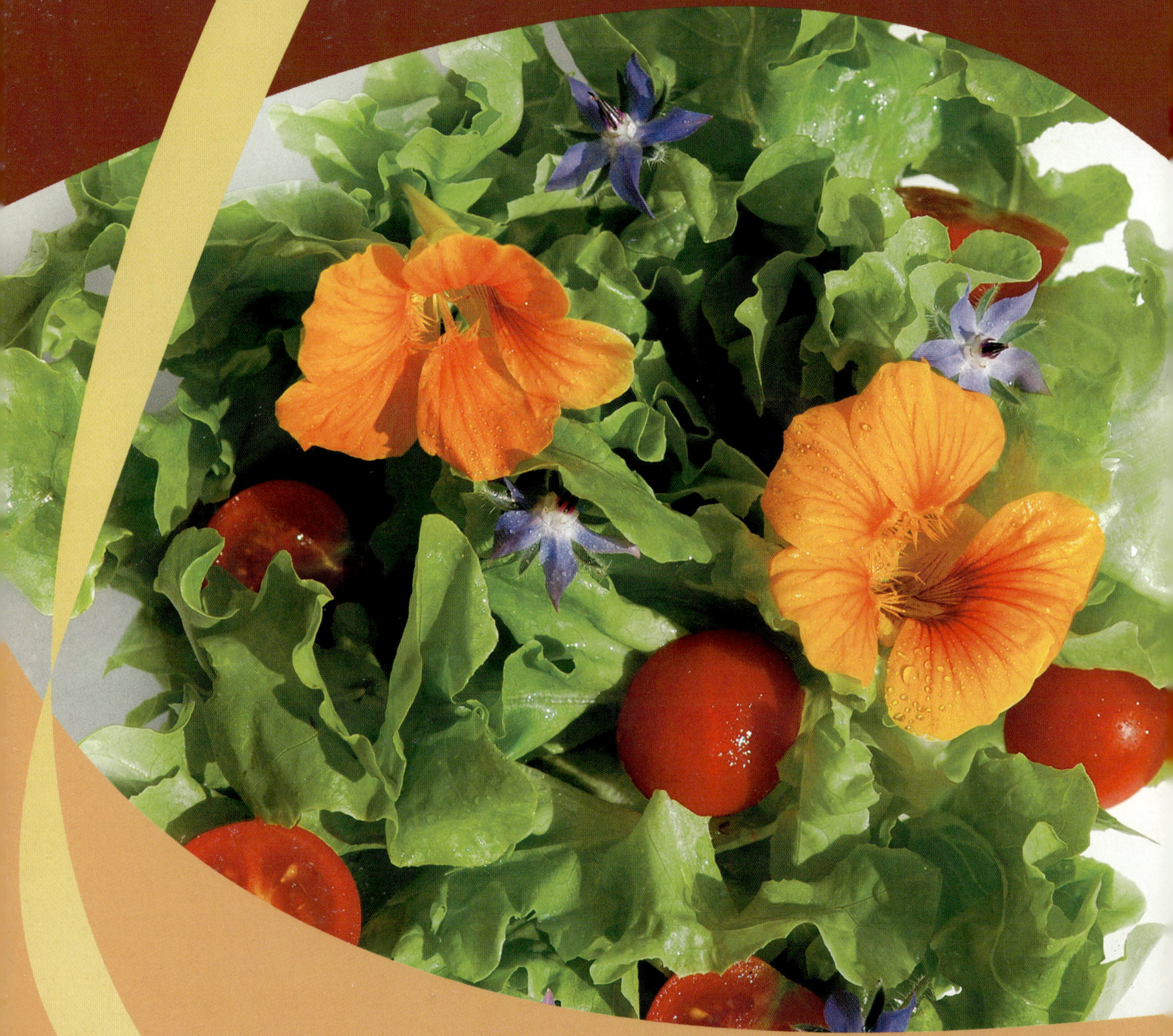

Blut, Herz und Kreislauf

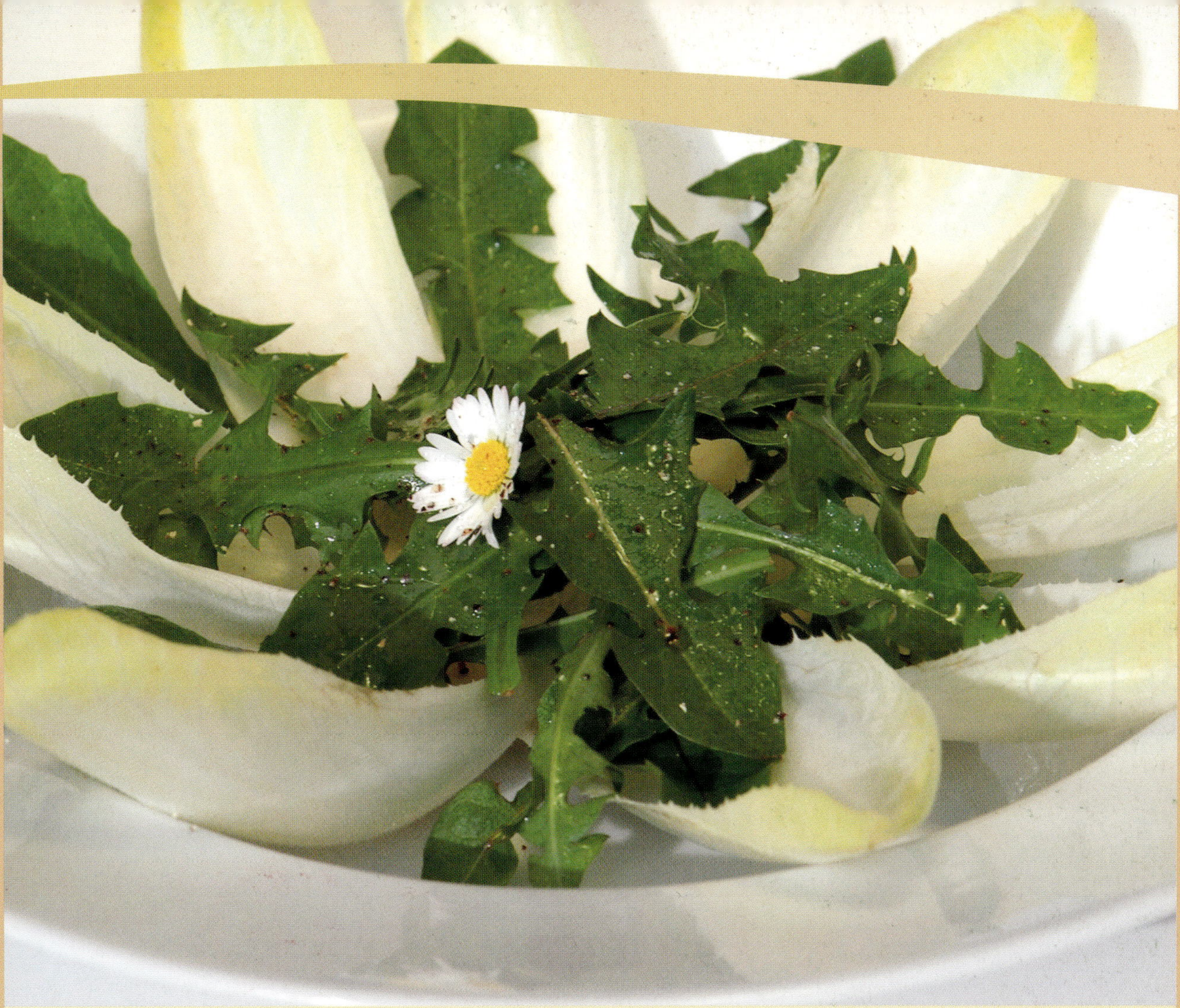

Delikatessen aus der Natur:
würzige Löwenzahnblätter zum Salat.

Cholesterin – pro und contra

Seit den 1960er-Jahren gilt Cholesterin als ein übler Schurke, der für den Herztod von Millionen Menschen verantwortlich sein soll. Doch wie jedes Ding, hat auch Cholesterin zwei Seiten und ist keinesfalls nur ein unerwünschter Fremdstoff. In der Muttermilch ist beispielsweise doppelt so viel Cholesterin enthalten wie in Kuhmilch, für den Stoffwechsel eines Babys ist das lebenswichtig. Unser Gehirn, lässt man den Wassergehalt unberücksichtigt, besteht etwa zu einem Fünftel, ein gesundes Herz zu einem Zehntel aus reinem Cholesterin. Dieser beachtliche und zu Unrecht verteufelte Stoff schützt Haut und Nerven, unterstützt das Immunsystem, baut stabile Zellmembranen auf, ist Bestandteil von Vitamin D und wichtig für gesundes Knochenwachstum sowie die Synthese von Gallensäuren. Außerdem ist es ein Grundbaustein für einige Sexualhormone wie Testosteron und Östrogen. Es verleiht den roten Blutkörperchen Elastizität, fördert das Gehirnwachstum und bildet das Cortison in den Nebennieren.

Cholesterin ist lebenswichtig

Cholesterin ist für den Körper derart wichtig, dass dieser sich nicht auf die Zulieferung von außen verlässt, sondern vorwiegend in den Körperzellen von Dünndarm, Leber und Haut Cholesterin selber aufbaut. Neuere Studien besagen, dass der gesunde Organismus herstellt, was benötigt wird. Im Falle des Cholesterins heißt das etwa 1000 bis 1500 Milligramm täglich. Wird viel Cholesterin mit der Nahrung aufgenommen, dann produziert der Körper eben weniger. Ferner fanden Wissenschaftler heraus, dass der Cholesterinspiegel Schwankungen unterliegt. Jahreszeitlich bedingt steigt er im Herbst durchschnittlich um 20 %, im Winter sinkt er wieder ab. Veränderte Werte erscheinen auch je nach Tageszeit und sind bedingt durch Klima, Stress, Gesundheitszustand, Alter und Geschlecht. Erst wenn die regulierenden Körperfunktionen des Cholesterinstoffwechsels gestört sind, kommen zu dem körpereigenen Cholesterin verstärkt solche hinzu, die wir hauptsächlich aus tierischen Fetten wie Wurst, Fleisch, Butter und Eiweiß beziehen.

Gutes und schlechtes Cholesterin

Im Durchschnitt sollte die Cholesterinkonzentration im Blut bis 200 mg % (200 Milligramm pro Deziliter Blut) liegen. Gegenwärtig weisen Werte über 250 mg % auf ein erhöhtes Gesundheitsrisiko hin. Wenn Sie sich nun mit diesen Erkenntnissen Ihr Blutbild aus der Laboranalyse anschauen, sieht die Welt vielleicht schon ganz anders aus. Achten Sie aber auf die Werte des „schlechten" Cholesterins. Das ist das LDL (Low Density Lipoproteine). Diese Fett-Eiweiß-Komplexe neigen dazu, in die Gefäßwand einzudringen und sich dort abzulagern. Liegt der Wert für HDL Cholesterin (High Density Lipoproteine) unter 35 mg/dl, geht der Arzt von einem erhöhten Risiko aus. Interessant ist, dass HDL das Fett auch wieder aus den Gefäßwänden abbauen und abtransportieren kann.

Tee bei Arteriosklerose

Kräuter allein reichen häufig nicht aus, um dauerhaft Fettablagerungen aus den Arterien zu verbannen. Als Betroffener kann man selber einiges tun. Mit mehr Bewegung, Radfahren, Schwimmen und Joggen! Auch das Reduzieren tierischer Fette und mehr basische Vollwertkost bringen einen dem Heilerfolg ein gutes Stück näher.

Zutaten
3 Teile Mistel
2 Teile Blasentang
2 Teile Weißdorn
2 Teile Zinnkraut

Zubereitung und Anwendung
Mischen Sie die Pflanzenteile sorgfältig. Für den jeweiligen Gebrauch übergießen Sie 1 Teelöffel der Mischung mit einer Tasse kochendem Wasser und lassen den Aufguss 10 Minuten ziehen. Trinken Sie dreimal täglich eine Tasse.

Wissenswertes
In der Apotheke bekommen Sie etliche Mittel wie Knoblauch- und Mistelkapseln, die sich positiv auf den Cholesterinspiegel auswirken. Besonders wirksam zur dauerhaften Senkung des Cholesterinwertes und auch bei schon bestehenden Verengungen der Arterien zu empfehlen ist Gamma-Linolensäure. Optimal konzentriert kommt sie beispielsweise in Nachtkerzen- und Borretschöl vor.
Zur Senkung des Cholesterinspiegels eignet sich auch die Frucht der Quitte. Sie weist einen ungewöhnlich hohen Pektingehalt auf und wirkt dadurch vier- bis fünfmal stärker auf das Cholesterin als Weizenkleie, die sich eher bei Darmträgheit eignet.
Quitte, aber auch Äpfel und Zitronen, zählen zu den wasserlöslichen, und Kleie zu den nichtlöslichen Ballaststoffen. Wasserlösliche Ballaststoffe animieren den Darm

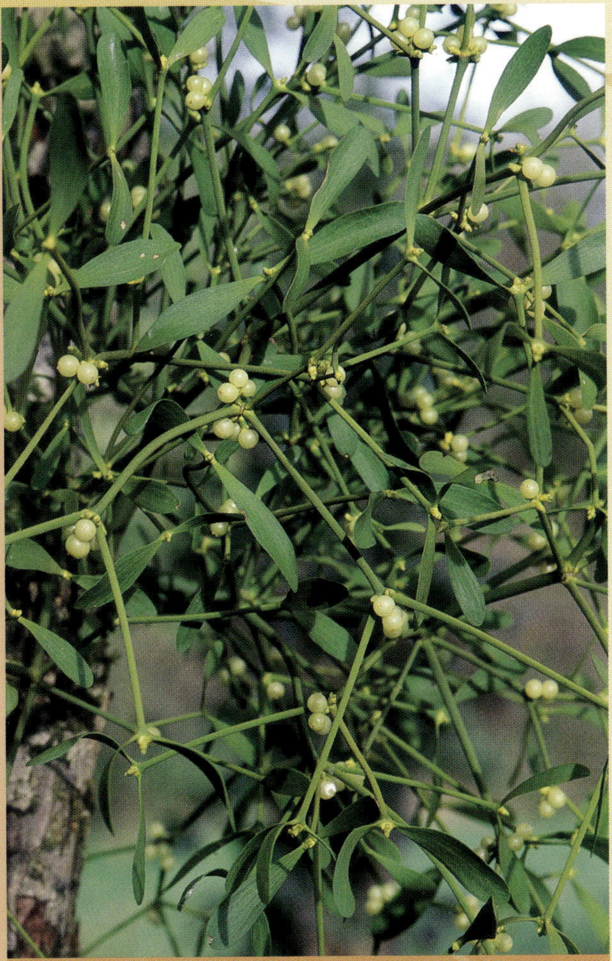

Mistel *(Viscum album)*
Die Mistel gilt als Krebsheilmittel. Die Stärke des Mistelgifts (Viscotoxin) ist abhängig von der Wirtspflanze, so ist das Gift einer auf Ahorn lebenden Mistel stärker als das einer Apfelbaum-untermieterin.

zu verstärkter Peristaltik (Bewegung), die Nahrung wird schneller transportiert und es besteht kaum noch Gelegenheit, das Cholesterin im Darm zu resorbieren. 50 g Pektin pro Tag (etwa 4 bis 6 Äpfel) senkt das Serumcholesterin um rund 17 %.

Tee bei Bluthochdruck

Bluthochdruck kann im Anfangsstadium völlig beschwerdefrei sein, und leichte Befindlichkeitsstörungen sind meist kein triftiger Grund für einen Arztbesuch. Auf Dauer wird aber das Herz-Kreislauf-System belastet, und in der Folge kommt es zur Arteriosklerose. Wenn die Arterien „verkalkt" sind, nimmt die Kette an Beschwerden ihren Lauf, bis hin zu schweren Erkrankungen des Herzens. Bedenken Sie, dass Bluthochdruck nur ein Symptom ist, dem eine Erkrankung zugrunde liegt. Vor jeder Therapie sollte zunächst die tatsächliche Ursache abgeklärt werden.

Zutaten

4 Teile Weißdornblüten
4 Teile Ackerschachtelhalm
2 Teile Hirtentäschelkraut
5 Teile Rautenblätter
5 Teile Mistelblätter

Zubereitung und Anwendung

Mischen Sie alle Pflanzenteile sorgfältig miteinander. Für den jeweiligen Gebrauch übergießen Sie 1 Esslöffel der Mischung mit einer Tasse kochendem Wasser und lassen den Aufguss 10 Minuten ziehen. Trinken Sie über den Tag verteilt zwei- bis dreimal täglich eine Tasse Tee.

Wissenswertes

Die in Fischöl enthaltene Eikosapentaensäure (EPA) wie auch natürliches Vitamin E sind bekannt dafür, dass sie auf natürlichem Wege den Blutdruck senken, ohne dass Nebenwirkungen auftreten. Bei der Einnahme der üblichen Bluthochdruck senkenden Präparate besteht dagegen die Gefahr, dass der Elektrolythaushalt aus dem Gleichgewicht geraten kann.
Das können Sie vermindern, indem Sie in der Apotheke wasserlösliche Elektrolyte besorgen. Dabei handelt es

sich um Mineralstoffe in Pulverform, die Sie in Wasser gelöst trinken. Elektrolyte sind entweder intrazellulär, in den Zellen und extrazellulär im Blutkreislauf vorhanden. Sie spielen insgesamt eine zentrale Rolle im Körper. So steuern sie beispielsweise den Wasserhaushalt und sind an den elektrischen Impulsen der Nerven- und Muskelzellen beteiligt.

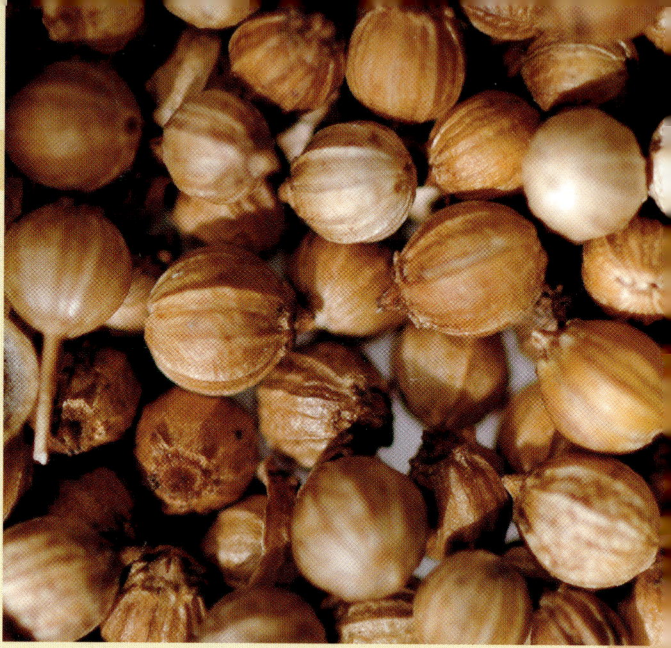

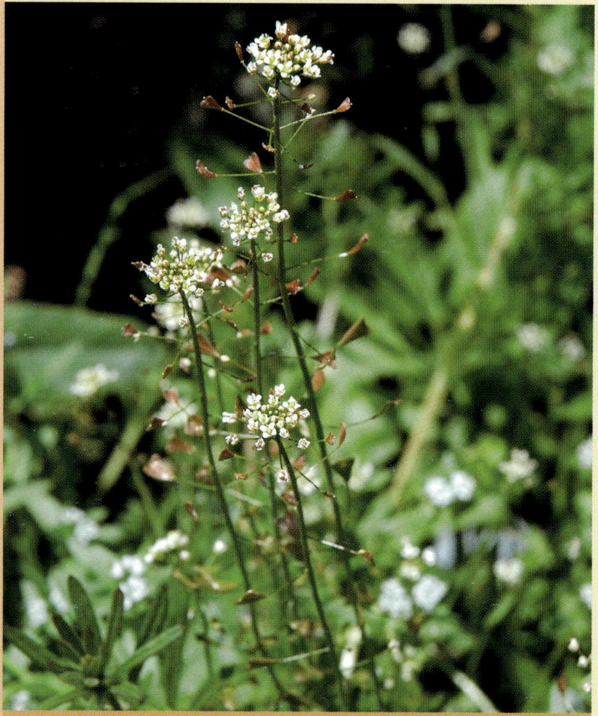

Hirtentäschel *(Capsella bursa-pastoris)*
Dieses zart aussehende, genügsame Pflänzchen mit den herzförmigen, dreieckigen Kapselfrüchten blüht beinahe das ganze Jahr hindurch. Entsprechend kann es auch das ganze Jahr hindurch gesammelt werden, der höchste Wirkstoffgehalt ist jedoch in den Frühjahrsmonaten vorhanden. Zu dieser Zeit bietet es sich auch an, das Kraut dem Frühlingssalat beizufügen.

Tee bei niedrigem Blutdruck

Solange keine Grunderkrankung vorliegt, ist zu niedriger Blutdruck nicht gefährlich. Rein statistisch gesehen verlängern niedrige Blutdruckwerte – systolisch unter 100 bis 110 mm Hg und diastolisch unter 70 bis 80 mm Hg – sogar die Lebenserwartung. Aber was nützt diese, nur teilweise beruhigende Erkenntnis, wenn man mit Schwindel, kalten Händen und Füßen, Frösteln, Müdigkeit und Antriebsschwäche im Alltag zurechtkommen muss.

Zutaten

25 g Hirtentäschelkraut
25 g Blutwurz
25 g Melissenblätter
35 g Walnussblätter
15 g Koriandersamen

Zubereitung und Anwendung

Mischen Sie die Pflanzenteile sorgfältig. Für den jeweiligen Gebrauch übergießen Sie 2 Esslöffel der Mischung mit 1/2 Liter kochendem Wasser und lassen den Aufguss 10 Minuten ziehen. Trinken Sie über den Tag verteilt eine Tasse von dem Tee.

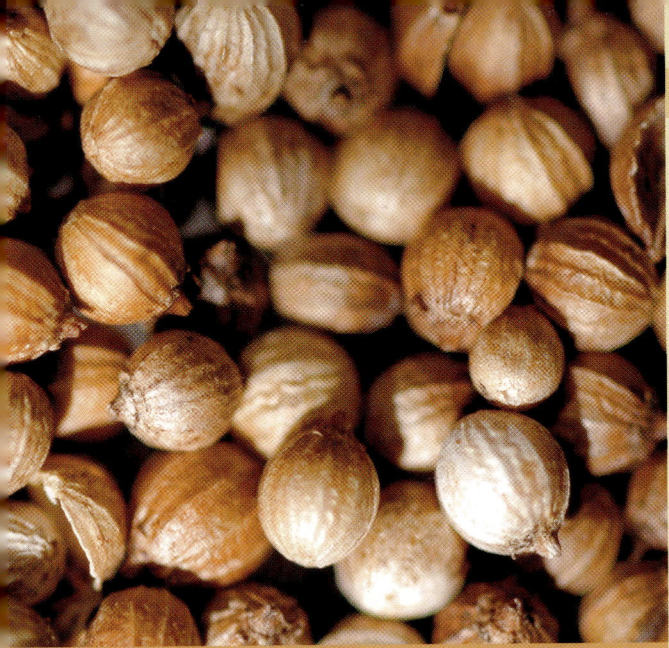

Koriander *(Coriandrum sativum)*

Koriandersamen blicken in der europäischen Küche auf eine lange Tradition zurück. Die gemahlenen Samen passen gut zu schweren Speisen und werden auch zum Würzen von Würsten und Backen verwendet. Allgemein regt der Verzehr den Appetit an und hilft auch bei Verdauungsbeschwerden. Auch die frischen Korianderblätter (Cilantro) haben bei uns an Popularität gewonnen.

Wissenswertes

Bei zu niedrigem Blutdruck helfen Vitamine und eine Entschlackungskur. Ein Teerezept hierfür finden Sie nebenstehend. Die wichtigste Vitaminquelle ist eine gesunde, ausgewogene Ernährung, auch Nahrungsergänzungsmittel können Defizite ausgleichen. Es ist allgemein bekannt, dass Fastfood und Konserven auf Dauer nicht optimal für eine ausgewogene Ernährung sind, auch das Essen aus der Mikrowelle ist sehr umstritten und gehört nicht auf den Tisch. Nichts kann im Grunde hochwertige und frische Lebensmittel ersetzen, in denen eine vitale Kraft steckt.
Unterstützend sind auch leichte Gymnastik, Sauna, Wechselduschen mit kaltem und warmem Wasser sowie viel Bewegung an der frischen Luft.

Tee zur Blutreinigung

Der Begriff „Blutreinigung" stammt aus dem Volksmund und meint die Förderung der Ausscheidung von Schlacken oder Stoffwechselgiften. Dies geschieht im Rahmen der sogenannten Frühjahrskur. Das Ziel ist eine Stärkung und Belebung des Organismus sowie die Stärkung der Abwehrkräfte.
Einige gesundheitliche Störungen wie Müdigkeit, Abgeschlagenheit, Unlust oder Antriebsschwäche, Blässe, Kreislaufstörungen, zunehmende Leistungstiefs oder Konzentrationsmangel lassen sich so regulieren.

Zutaten

10 g Alantwurzel
30 g Hagebutten
15 g Klettenwurzel
10 g Süßholzwurzel
15 g Wacholderbeeren
30 g Wacholderholz
10 g Zinnkraut

Zubereitung und Anwendung

Mischen Sie alle Pflanzenteile sorgfältig. Für den jeweiligen Gebrauch setzen Sie 1 Esslöffel der Mischung mit 1/2 Liter kaltem Wasser an, erhitzen das Ganze und lassen den Aufguss 10 Minuten leicht köcheln. Einige Minuten sollte der Tee noch ziehen, dann filtern Sie ihn ab.
Den Tee können Sie zwei- bis dreimal täglich trinken. Wegen der Wacholderbeeren sollten Sie ihn jedoch nicht bei akuten Nierenentzündungen anwenden. In der Schwangerschaft ist eine Rücksprache mit dem Arzt erforderlich.

Wissenswertes

Trinken Sie während der Frühjahrskur viel Flüssigkeit, damit die Schlacken aus dem Körper ausgeschwemmt werden können, vorzugsweise Wasser oder Kräutertees.

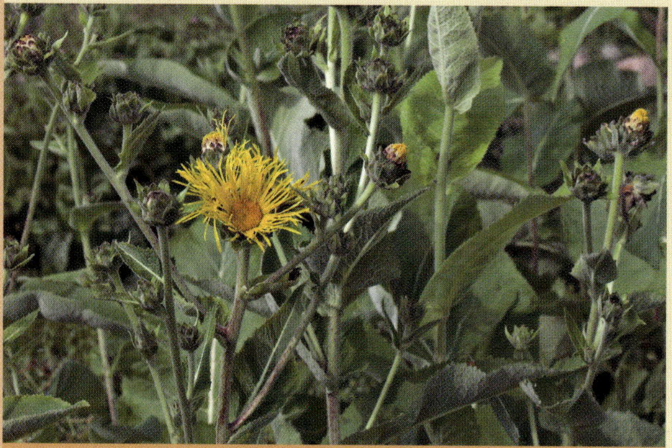

Alant *(Inula helenium)*
Der gelb blühende Korbblütler kann bis zu zwei Meter hoch werden. Er ist eine typische Pflanze der Bauerngärten und stammt wahrscheinlich aus Zentralasien. Geerntet werden die Wurzeln (Herbst) und Blätter (Frühjahr und Frühsommer). Wegen der Gefahr von ernsthaften Nebenwirkungen wie Erbrechen und Allergien wird vom übermäßigen Gebrauch abgeraten.

Zusätzlich können Sie Presssäfte aus dem Reformhaus, wie Sellerie-, Löwenzahn- oder Petersiliensaft trinken. Diese haben sich seit Jahrhunderten im Rahmen der Frühjahrskur zur Blutreinigung bewährt.
Messen Sie morgens Ihren Urin-pH-Wert, Teststreifen gibt es in der Apotheke. Der pH-Wert der Zellflüssigkeit liegt bei etwa 7, der des Blutes bei 7,4. Ein pH-Wert unter 7 gilt als sauer, pH-Werte über 7 bezeichnet man als basisch.
Liegt der pH-Wert des Urins unter 6,5, dann geben Sie morgens auf ein Glas Wasser einen knappen Teelöffel Natron (Natriumhydrogenkarbonat), um den Säure-Basenhaushalt vorübergehend zu regulieren. Bäder mit Meersalz oder ein bis zwei Tüten Natron auf ein Bad entgiften über die Haut und fördern deren Ausscheidungsfähigkeit. Übersäuerung (Azidose) sollte vom Arzt abgeklärt werden.

Tee bei Krampfadern

Krampfadern sind ein Zeichen unzureichender Venenfunktion, ihr Auftreten kann durch zahlreiche Faktoren verursacht werden. Erbliche Veranlagungen oder Fettsucht, die Einnahme von Verhütungsmitteln, Nikotin, Alkohol, Hormonstörungen, Herzfehler, Schwangerschaften wie auch eine sitzende Lebensweise begünstigen die Entstehung von Krampfadern.
Die Symptome sind je nach Schweregrad unterschiedlich. Anfangs stellen sie vielleicht nur eine ästhetische Störung dar, in Form von kleinen geröteten Gefäßen, die man Telangiektasen nennt. Später treten dann Symptome in Erscheinung wie das Anschwellen der Fußgelenke, Kribbeln, Krämpfe oder Schweregefühle in den Beinen.
Wenn die Venenfunktion weiter gestört ist, sodass das Blut in den Venen nicht mehr richtig zum Herzen zurückfließt, sondern sich in den Beinen staut und die Adern ausweitet, kommt es zur Bildung von Krampfadern. Mit ihnen einher gehen Symptome wie Geschwüre, blaue Flecken beim kleinsten Stoß, die Gefahr einer Thrombose (kleine Blutgerinnsel) sowie Ekzeme, Wasserentzug und Pigmentationen.

Zutaten
20 g Schachtelhalm
20 g Tausendgüldenkraut
20 g Holunderblüten
10 g Hagebutten
15 g Eberwurz
20 g Arnika

Zubereitung und Anwendung
Mischen Sie alle Pflanzenteile sorgfältig. Übergießen Sie 1 Esslöffel dieser Teemischung mit einer Tasse kochendem Wasser. Lassen Sie den Tee anschließend 10 Minuten ziehen, dann seihen Sie ihn ab. Von dem Tee können Sie zwei- bis dreimal täglich trinken.

Sie können den Tee auch etwas stärker zubereiten und dann für Umschläge verwenden, die Sie auf die betroffenen Körperpartien auflegen.

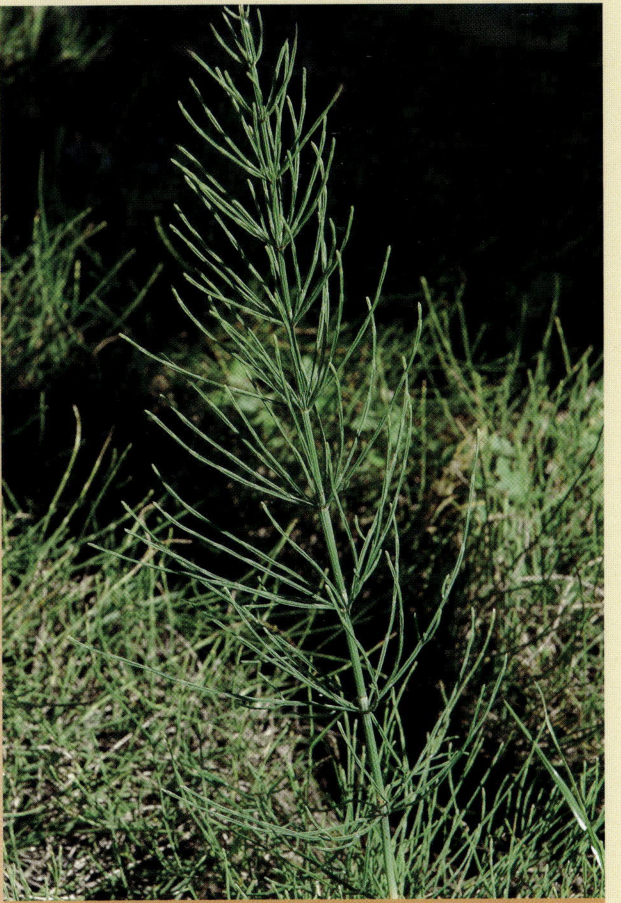

Ackerschachtelhalm *(Equisetum arvense)*
Ackerschachtelhalm oder Zinnkraut ist eine mehrjährige, bis zu 50 cm groß werdende Pflanze. Überall in der Natur wo es ein bisschen feucht ist, wie auf Wiesen, Bachufern oder Gräben, ist er zu finden. Die Pflanze bringt keine Blüten hervor, sondern vermehrt sich über ihre hellbraunen bis rötlichen Sporen.

Wissenswertes
Eigentlich ist der Begriff Krampfader nicht ganz verständlich gewählt, denn es handelt sich ja nicht um „Krämpfe" im gebräuchlichen Sinne. Krampfader leitet sich von dem Wort „Krumpader" ab, was soviel wie krumme, geschlängelte Ader heißt, medizinisch Varizen (lateinisch: varix = krumm).

Herz- und Kreislaufbeschwerden

„Herzstolpern" hat wahrscheinlich jeder schon gespürt. Nicht immer ist gleich eine beängstigende Krankheit dahinter zu vermuten. Auch vor Freude kann das Herz im Leibe hüpfen. Das Herz ist das einzige Organ, welches wir bewusst spüren – unablässig klopft und pocht es in unserer Brust. Wussten Sie, dass unser Herz bis zu 70-mal pro Minute schlägt? Das sind rund drei Milliarden Mal im Laufe eines Lebens. Dabei pumpt es etwa 5 Liter Blut durch Arterien, Venen und Kapillargefäße, aufs Leben gerechnet wären das etwa 18 Millionen Liter. Unser Herz ist ein wahrer Schwerstarbeiter.

Spirituell betrachtet, ist es aber noch viel mehr. Es ist Resonanzraum und Quelle unserer Emotionen. Hier spüren wir, was uns berührt: Wut, Neid, Gewissensbisse, Beklemmungen, Angst und natürlich Liebe. Das drückt sich auch in zahlreichen Redewendungen aus: „Jemanden ins Herz schließen", und „Mir fällt ein Stein vom Herzen", es liegt uns sozusagen auf der Zunge. Über das Herz gewinnen wir Einsicht und Erkenntnis über unser wahres Sein. Es repräsentiert den überströmenden Fluss der Liebe, des Glaubens und der Wahrheit. Kommt das Herz aus dem Takt, liegen die Ursachen häufig in unserem gewohnheitsmäßigen (Fehl-)Verhalten, Ernährungssünden, zu viel Stress und, wenn wir unser Herz „verschließen", auch in psychosomatischen Störungen.

Tee bei chronischer Herzleistungsschwäche

Chronische Herzschwäche kann durch erhöhten Blutdruck, Infektionskrankheiten, Stress oder eine Herzmuskelentzündung entstehen. Typische Symptome sind beispielsweise Brustschmerzen, die bis in die linke Schulter und den linken Arm ausstrahlen können. Rasche Ermüdbarkeit, allgemeines Schwächegefühl, vermehrtes nächtliches Schwitzen, Atemnot selbst bei geringer Belastung oder in Ruhe, vermehrter nächtlicher Harndrang, Ödeme – vor allem in den Beinen und Füßen–, Ohrensausen wie auch Konzentrationsstörungen.

Zutaten

25 g Schachtelhalm
30 g Weißdornblüten
35 g Vogelknöterich

Zubereitung und Anwendung

Mischen Sie die Pflanzenteile sorgfältig. Für den jeweiligen Gebrauch übergießen Sie 1 Teelöffel der Mischung mit einer Tasse kochendem Wasser und lassen den Aufguss 10 Minuten ziehen. Trinken Sie mehrmals täglich eine Tasse.

Wissenswertes

Weißdorn ist ein regelrechter Herzensfreund, doch auch nach Infektionskrankheiten, bei allgemeiner körperlicher Schwäche, Stress, Schlaflosigkeit und bei Wechseljahresbeschwerden oder Kreislaufstörungen zeichnet er sich aus.

Menschen mit Herzbeschwerden leiden häufig auch unter einem Mangel an Coenzym-Q. Da im Körper die Coenzym-Q-Konzentration mit zunehmendem Alter stetig abnimmt, können gefährdete Personen ab dem fünfzigsten Lebensjahr allgemein eine Extraration dieses Stoffes gebrauchen. Coenzym-Q in Kapseln mit mindestens 30 Milligramm Wirkstoffgehalt sind eine Möglichkeit, um Defizite schnell auszugleichen. Eine spontane Erhöhung der Konzentration der Coenzym-Q-Moleküle ist durch die Einnahme von Selen möglich. Das erreichen wir auch über einen kleinen Umweg, indem wir nämlich täglich Knoblauch essen. In jeder Knoblauchzehe ist reichlich Selen enthalten.

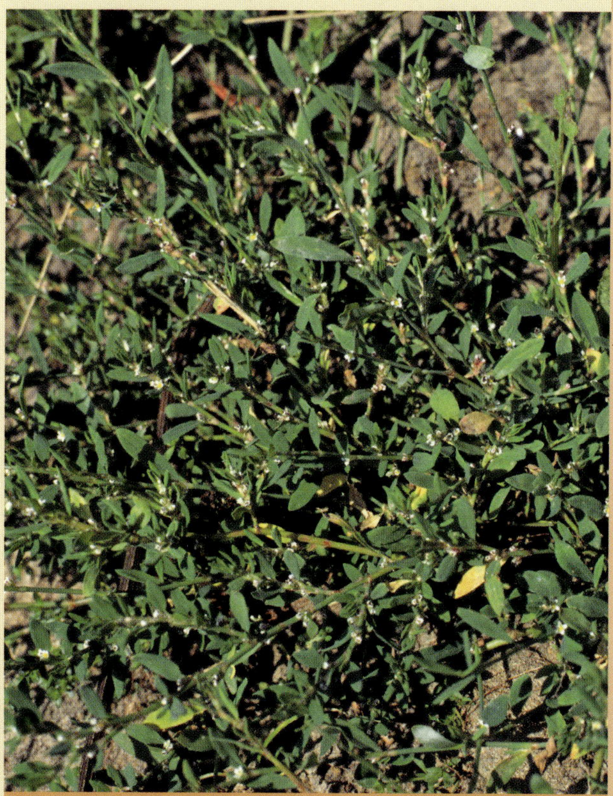

Vogelknöterich *(Polygonum aviculare)*
Der an Wegrändern wachsende Vogelknöterich ist eine einjährige Pflanze mit etwa 60 cm langem, vielfach verzweigtem Hauptstängel. Die kleinen, meist rosa gefärbten Blüten sitzen einzeln oder zu wenigen in den Blattachseln. Verwendet werden die zur Blütezeit gesammelten und getrockneten oberirdischen Pflanzenteile.

Herz- und Kreislauf-Tee

Herz-Kreislauf-Beschwerden können vielfältige Ursachen haben, beispielsweise Infektionskrankheiten, Magen-Darm-Störungen, Herzschwäche, Allergien oder seelische Konflikte, die der Arzt vor jeder Selbstmedikation erst einmal diagnostizieren muss. Vermeiden Sie außerdem anhaltenden Stress, verzichten Sie möglichst auf Alkohol und Nikotin, sorgen Sie für eine ausgewogene Ernährung, Bewegung und schränken Sie den Konsum von Salz, Zucker, Fast Food und tierischen Fetten ein.

Zutaten

10 g Weißdornblüten
20 g Nussbaumblätter
10 g Thymiankraut
35 g Gänsefingerkraut
10 g Salbeiblätter
15 g Kamillenblüten
15 g Pfefferminzblätter

Zubereitung und Anwendung

Mischen Sie die Pflanzenteile sorgfältig. Für den jeweiligen Gebrauch übergießen Sie 1 Teelöffel der Mischung mit 1/2 Liter kochendem Wasser und lassen den Aufguss 10 Minuten ziehen. Trinken Sie zweimal täglich eine Tasse von diesem Tee.

Wissenswertes

Ungünstig wirkt sich der Einfluss erhöhter Salz- bzw. Natriummengen auf unser Kreislaufsystem aus. Umstritten ist die Frage, inwieweit sich eine erhöhte Salz- bzw. Natriummenge negativ auf hohen Blutdruck auswirkt. In Studien scheint sich abzuzeichnen, dass sich der Blutdruck eher erhöht, wenn im Körper ein Ungleichgewicht zwischen (viel) Natrium und im Verhältnis (zu wenig) Kalium besteht. Weiterhin wurde festgestellt, dass sich durch ein umgekehrtes Verhältnis, also mehr Kalium als Natrium im Körper, der Blutdruck senken ließ.

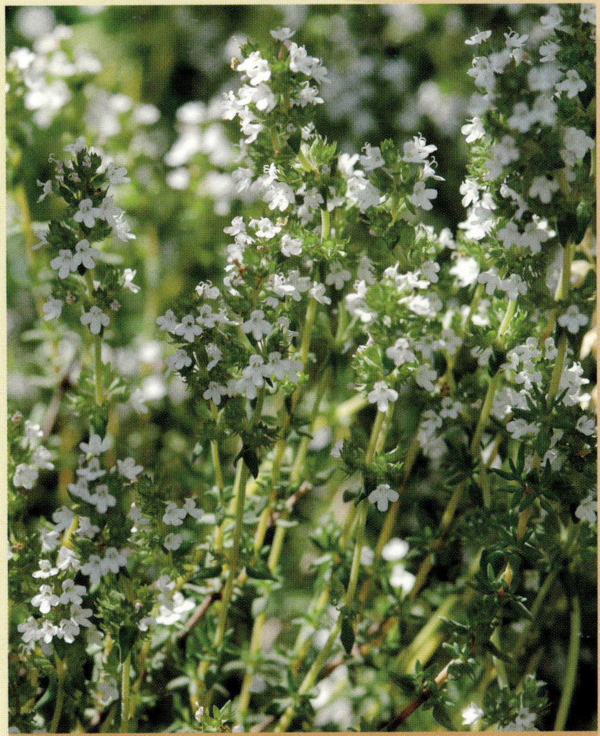

Thymian *(Thymus vulgaris)*
Thymian gehört zur Gattung der Lippenblütler und wird bis zu 40 cm groß. Die Pflanze stammt aus den Mittelmeerländern, wo sie als Heil- und Gewürzkraut eine lange Tradition hat. Thymian blüht in heimischen Gärten von Mai bis August, manchmal noch bis September, und duftet angenehm aromatisch. Das würzige Kraut ist auch bei uns ein unverzichtbarer Klassiker in der Küche.

Kalium ist insgesamt ein wichtiger Mineralstoff, man könnte auch sagen, „Reglerstoff", fürs Herz. Neben zahlreichen wichtigen Aufgaben reguliert er die Reizleitung der Herzmuskeln, und zusammen mit seinem Verbündeten Natrium ist dieser Stoff auch an deren Aktivierung beteiligt.
Kochsalz bindet Wasser im Körper und veranlasst das bereits geschwächte Herz zu gesteigerter Pumpleistung.

Heilkräutertee für das erschöpfte Herz

Herz- und Kreislauferkrankungen zählen zu den sogenannten Zivilisationskrankheiten. Wenn das Herz seinen Aufgaben nicht mehr ausreichend nachkommen kann, wirkt sich das auch auf andere Organsysteme aus. Die Nieren, die den Wasser- und Salzhaushalt des Körpers steuern, versuchen beispielsweise den vermeintlichen Mangel an Blutflüssigkeit auszugleichen, dadurch bleiben Wasser und Salze vermehrt im Körper zurück, die sich dann in Form von Ödemen bemerkbar machen können. Durch die erhöhte Konzentration der Salze sowie der Zunahme des Flüssigkeitsvolumens steigt wiederum der Blutdruck, mit der Folge, dass das Herz stärker belastet und weiter in seiner Funktion geschwächt wird.

Zutaten

5 Teile Weißdornblüten
2 Teile Salbeiblätter
1 Teil Rautenblätter

Zubereitung und Anwendung

Mischen Sie alle Pflanzenteile sorgfältig. Für den jeweiligen Gebrauch übergießen Sie 1 Esslöffel der Mischung mit einer Tasse kochendem Wasser und lassen den Aufguss 10 Minuten ziehen. Trinken Sie am Tag zwei Tassen von dem Tee.

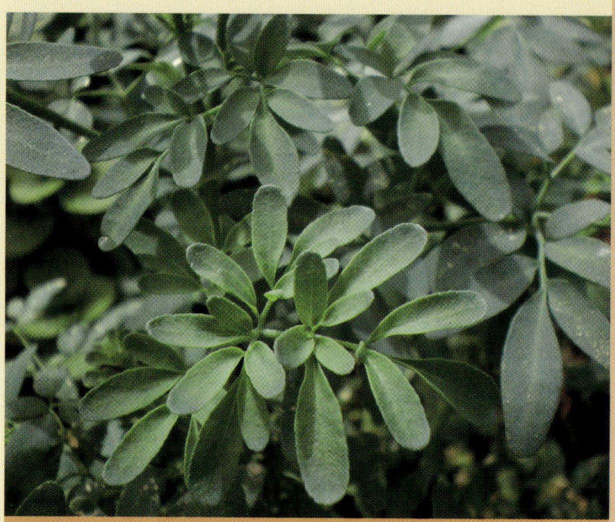

Raute *(Ruta graveolens)*
Die Raute ist eine stark duftende Staude mit unpaarig gefiederten Blättern. Wegen der Giftigkeit des in ihr enthaltenen ätherischen Öls wird sie nur mit Bedacht und nicht in der Schwangerschaft verwendet, da die übermäßige Einnahme eine Fehlgeburt auslösen kann.

Wissenswertes

In der traditionellen Volksmedizin werden Rautenblätter bei Herzklopfen und Blutandrang im Kopf als leichtes Beruhigungsmittel eingesetzt. Rautenblätter und Weißdorn ergänzen einander gut, erstere eignen sich jedoch nicht zum Dauergebrauch.

Keine Angst vor Radikalen, es gibt starke Antioxidantien

Flavonoid Citrin	Früchte, hauptsächlich in der Innenschale und im Fruchtfleisch von z. B. Orangen
Flavonoid Rutin	Buchweizen, Rotwein, Pfefferminze, Knoblauch
Flavonoid Quercitrin	Johanniskraut, Weintrauben, Erdbeeren
Flavon-Glykosid Hesperidin	in Olivenblättern und unreifen Zitrusfrüchten
Pflanzenpigment Quercetin	viele Gemüse und Obstarten, in schwarzem Tee und reichlich in Zwiebeln

Tee bei Bluthochdruck und Kopfschmerzen

Bei vielen Menschen bleibt eine Bluthochdruckerkrankung unbemerkt, bei anderen zeigen sich die oben beschriebenen Symptome. Bei Kopfschmerzen oder einem Druckgefühl im Kopf – Anzeichen, die mit erhöhtem Blutdruck einhergehen, kann diese Teemischung schmerzlindernd, spannungslösend, herz- und nervenstärkend wirken.

Zutaten

2 Teile Weißdornblüten
2 Teile Benediktenkraut
3 Teile Weidenblätter
3 Teile Mistelblätter
3 Teile Hopfenzapfen

Zubereitung und Anwendung

Mischen Sie alle Pflanzenteile sorgfältig miteinander. Für den jeweiligen Gebrauch übergießen Sie 2 Esslöffel der Mischung mit 1 Liter kochendem Wasser und lassen den Aufguss etwa 15 Minuten ziehen. Trinken Sie täglich zweimal zwischen den Mahlzeiten eine Tasse Tee.

Wissenswertes

Misteln mit ihren blutdrucksenkenden, herzstärkenden und krampflösenden Wirkstoffen und Weißdorn, der das die Herzkranzgefäße stärkende Weißdornglycosid Oxyacanthin enthält, sind in Kombination therapeutisch besonders gut geeignet.
Stärken Sie sich zusätzlich mit 3 bis 4 Gramm Sojalecithin oder nehmen Sie nach Packungsaufschrift Bierhefetabletten ein. Wenn Sie unter psychischem Stress stehen, bei Leistungsdruck, Kummer, Sorgen oder Krankheit nehmen Sie etwa die doppelte Menge davon. Der darin enthaltene Wirkstoff Cholin ist eine der wichtigsten sogenannten lipotropen Substanzen – insbesondere für die Leber, die Cholin benötigt, um Fettmoleküle verarbeiteten zu können, und für das Gehirn sowie zur Stärkung der Nerven. Bei Cholinmangel sterben beispielsweise ganze Kolonien cholinerger Neuronen und Zellen ab. Vergesslichkeit, Nervosität oder schlimmstenfalls der Zerfall der Persönlichkeit können die Folgen sein.

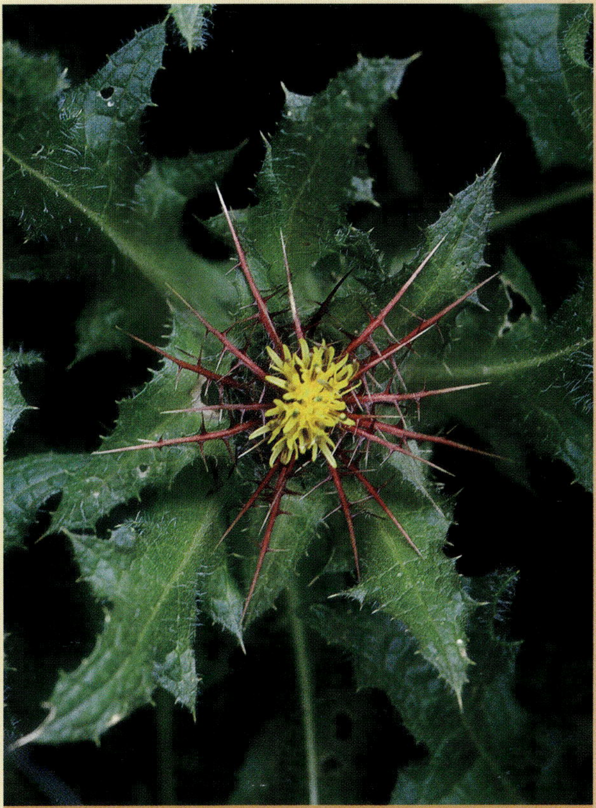

Benediktenkraut *(Cnicus benedictus)*
Benediktenkraut gehört zur Familie der Korbblütler. Es ist eine stark an Disteln erinnernde Pflanze der Mittelmeerregionen. Seine Blätter sind etwa 30 cm lang und 8 cm breit, mit kleinen scharfen Stacheln an den Rändern. Die gelben Blüten werden von stacheligen Hüllblättern schützend umgeben. Der Legende nach haben Benediktinermönche das Kraut empfohlen, daher der Name.

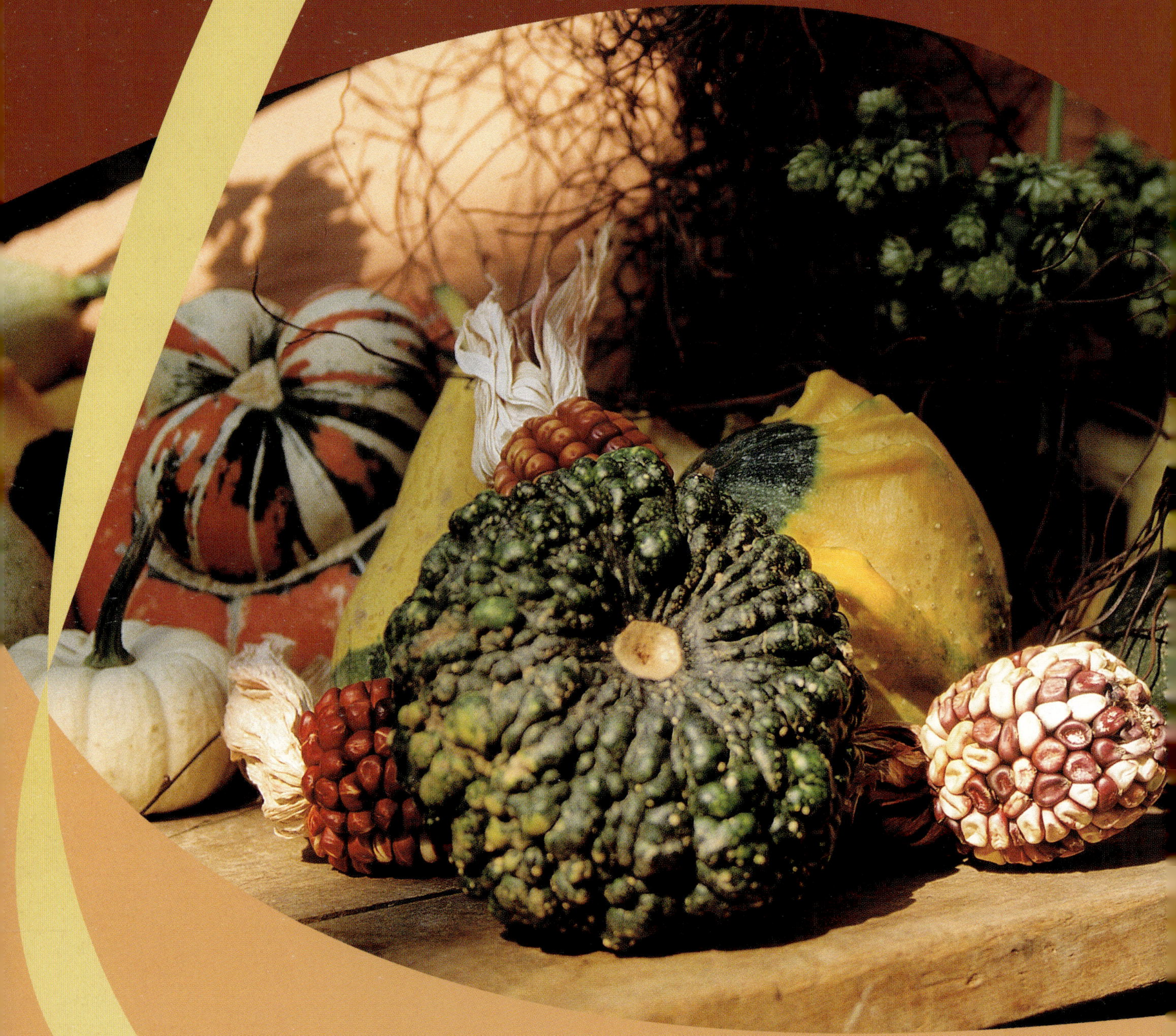

Erkrankungen des Unterleibs

Beschwerden in den Wechseljahren

In Asien haben die Frauen während der Wechseljahre längst nicht so viele Beschwerden wie bei uns in Europa. Die Ernährung spielt dabei eine bedeutende Rolle. So werden in asiatischen Ländern täglich etwa 20 bis 80 Milligramm pflanzliche Hormone (Phytohormone) mit der Nahrung aufgenommen, in Europa hingegen nur 2 bis 3 Milligramm. Das ließe sich ganz einfach ändern, indem wir täglich ein großes Glas Sojamilch (250 bis 300 Milliliter) trinken oder eine Portion Tofu (150 Gramm) oder etwa 5 bis 6 Esslöffel geschroteten Leinsamen oder Kürbiskerne essen. Damit könnten wir 50 bis 70 Milligramm Phytoöstrogene aufnehmen. Auch Süßkartoffeln erfüllen diesen Zweck.

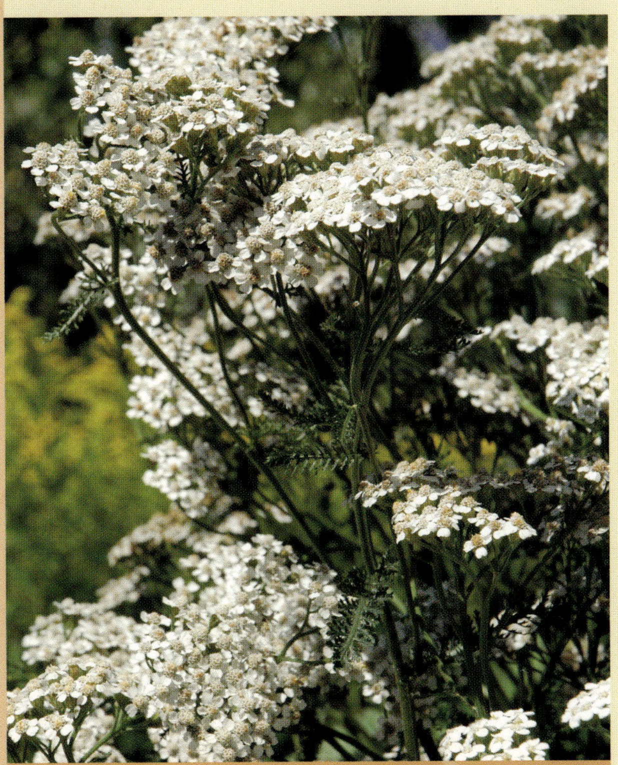

Schafgarbe ***(Achillea millefolium)***
Die Schafgarbe ist in ganz Europa an Feldrändern, Äckern und Wiesen zu finden. Auf 20 bis 45 cm langen Stängeln bildet sie Blütenstände, die in rispigen Scheindolden angeordnet sind. Sie blüht von Juni bis November.

Tee bei Wechseljahresbeschwerden

Veränderungen im Monatszyklus gehören zu den ersten Anzeichen der beginnenden Wechseljahre. Die Wechseljahre (Klimakterium) sind eine Zeitspanne im Leben einer Frau, die nicht als plötzliches Ereignis wie eine Krankheit über sie hereinbricht, sondern die sich in einem langjährigen Prozess entwickelt. Die Hormone, welche den weiblichen Zyklus steuern, nehmen in ihrer Konzentration immer mehr ab, bis die letzte Regelblutung ganz ausbleibt und die Menopause beginnt. Über zwei bis drei oder auch fünf Jahre spielt sich dieser Vorgang der Menopause ein und wird je nach Konstitutionstyp völlig beschwerdefrei erlebt oder aber von Befindlichkeitsstörungen begleitet sein.

Zutaten
25 g Weißdornblüten
25 g Rauwolfiablätter
20 g Baldrianwurzel
30 g Schafgarbenblüten
10 g Wermutkraut

Zubereitung und Anwendung
Mischen Sie alle Pflanzenteile sorgfältig miteinander. Für den jeweiligen Gebrauch übergießen Sie 1 Teelöffel der Mischung mit einer Tasse kochendem Wasser und lassen den Aufguss 10 Minuten ziehen. Trinken Sie über den Tag verteilt zweimal eine Tasse Tee.

Wissenswertes

Östrogene oder östrogenartig wirkende Substanzen sind im Pflanzenreich weitverbreitet. So wirken die Inhaltstoffe des Wurzelstocks der Traubensilberkerze *(Cimicifuga racemosa)* östrogenartig und lindern Menstruations- und Wechseljahresbeschwerden. Die Früchte des Mönchspfeffer enthalten ebenfalls östrogenähnliche Substanzen, die seit alters her bei Regelblutungsstörungen, prämenstruellem Syndrom, Wechseljahresbeschwerden sowie Spannungs- und Schwellungszuständen der Brüste angewendet wurden. Allerdings hat Mönchspfeffer einen Haken: Er fördert nicht gerade die Libido. So schrieb beispielsweise Lonicerus in seinem „Kreuterbuch" von 1679 über den Keuschbaum:

„Wer diese Blätter under sich in sein Bettstatt legt/ dem vertreibt es alle Fleischliche Anfechtung."

Granatapfel, der Baum der Aphrodite, ist eine reichhaltige Quelle pflanzlicher Östrogene. In den Samen wurde sogar reines Östron nachgewiesen. Mit der Hilfe von Sonnenlicht bildet sich im Körper Calciferol, das ist die aktive Form von Vitamin D, es kann Östrogene zum Teil ersetzen. Auch die zapfenartigen Dolden des Hopfens entfalten eine hormonelle Wirkung. Es wird gesagt, dass dessen Hormone in Form von Bier bei Frauen anregend wirken und sie in Flirtlaune versetzen. Bei Männern sind sie für Rundungen an den Stellen verantwortlich, die sonst eher den Frauen vorbehalten sind.

Stimmungsschwankungen

Begleitsymptome während der Wechseljahre wie Depressionen, Angstzustände, Schlafstörungen oder Magenverstimmungen muss keine Frau einfach so hinnehmen. Diese Symptome können mit folgendem Teerezept gewiss gemildert werden. Also gilt hier das Motto: Handeln statt behandeln!

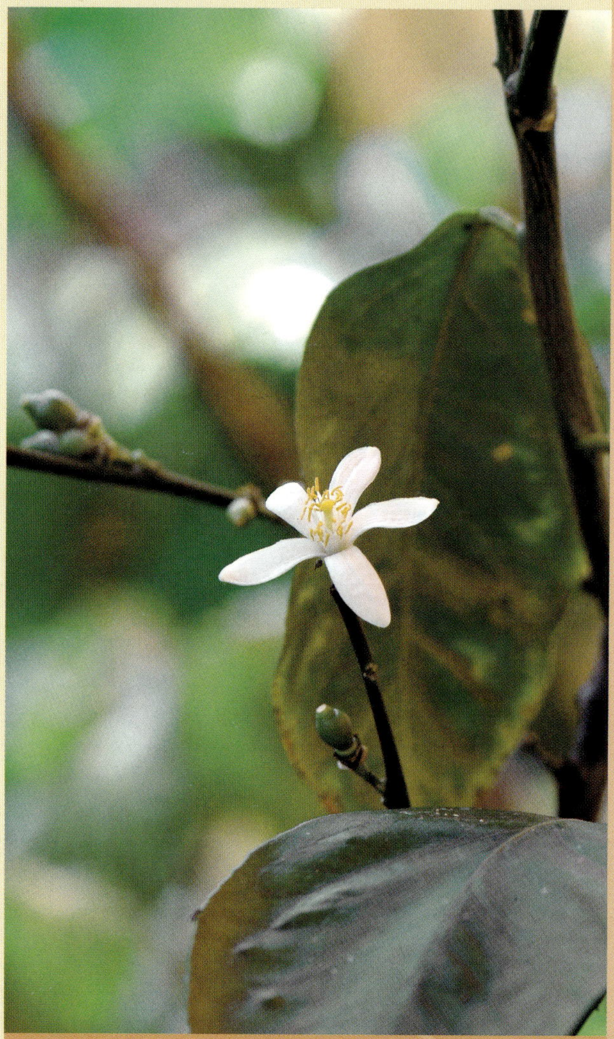

Orangen *(Citrus aurantium)*
Die sinnlich duftenden Blüten der Orange bestehen aus fünf freien weißen Blütenblättern. Diese Blüten und die der Pomeranzen liefern das kostbare ätherische Neroliöl. Auch die getrockneten Blüten verströmen einen herrlichen süß-fruchtigen aromatischen Duft.

Übrigens: Schafgarbe stärkt die Gebärmuttermuskulatur und gilt seit jeher als das Heilkraut für Frauen.

Zutaten

15 g Weißdornblätter und -blüten
15 g Johanniskraut
15 g Löwenzahn
15 g Schafgarbenblüten
15 g Orangenblüte
15 g Hagebutte
15 g Melissenblätter

Zubereitung und Anwendung

Mischen Sie die Pflanzenteile sorgfältig miteinander. Für den jeweiligen Gebrauch übergießen Sie 2 Teelöffel der Mischung mit 1/2 Liter kochendem Wasser und lassen den Aufguss 10 Minuten ziehen, bevor Sie abfiltrieren. Trinken Sie im Laufe des Tages zweimal eine Tasse Tee.

Wissenswertes

Der wundervolle Duft des ätherischen Öls der Orangenblüte schenkt Wärme und hilft den Menschen, sich selbst zu akzeptieren, sich liebevoll anzunehmen und das Herz für lichtvolle Energien zu öffnen. Sie könnten es mit einer Aromalampe verströmen oder als Massageöl verwenden. Geben Sie hierfür 1 Milliliter ätherisches Öl auf 50 ml Basisöl, zum Beispiel Mandelöl. Eine Mischung für mehr Gelassenheit und innere Ruhe: 2 Tropfen Zedernholzöl, 2 Tropfen Sandelholzöl, 4 Tropfen Zypressenöl. Wohltuend für das Gemüt ist folgende Mischung: 2 Tropfen Verbenaöl, 3 Tropfen Orangenöl, 3 Tropfen Bergamotteöl. Kaum bekannt, aber sehr wirksam, ist die sogenannte Gemmo-Therapie, die mit Extrakten aus embryonalem Pflanzengewebe arbeitet. Es war Dr. Henry Pol aus Brüssel, der die Wirkung der Gemmomazerate entdeckt hat. Diese aus Pflanzenknospen hergestellten Mazerate sind als Mundsprays erhältlich und werden bis zum Abklingen der Beschwerden stündlich ein- bis zweimal in den Mund gesprüht. Bei Wechseljahresbeschwerden kommen die Knospen der Himbeere als pflanzliches Hormonmittel in Betracht, achten Sie in Ihrem Garten auf die Blütezeit oder fragen Sie in der Apotheke danach.

Tee bei Menstruationsstörungen

Es gibt eine Reihe möglicher Ursachen für Zyklusstörungen. Dazu zählen Erkrankungen oder Fehlbildungen der Geschlechtsorgane, hormonelle Störungen, eine Über- oder Unterfunktion der Schilddrüse, Diabetes, Leber- und Nierenerkrankungen. Darüber hinaus können eine Klimaumstellung, Über- oder Mangelernährung, Leistungssport aber auch seelische Ursachen Grund für einen unregelmäßigen Zyklus sein.

Zutaten

45 g Rosmarin
40 g Raute
15 g Hirtentäschel

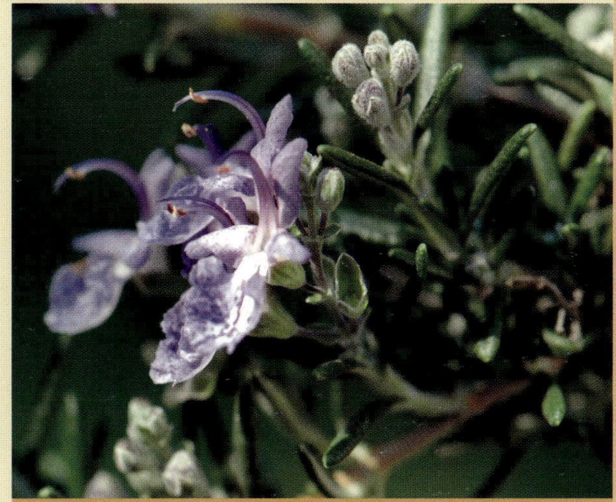

Rosmarin *(Rosmarinus officinalis)*
Rosmarin ist ein aromatisch duftender Strauch der Mittelmeerländer, der bei uns bedingt winterhart ist. Es kann mit seinen verzweigten, dicht angeordneten Blättern bis zu 2 m hoch werden. Die blassblauen Blüten sind winzig und nur im oberen Teil der Zweige angeordnet.

Zubereitung und Anwendung

Mischen Sie die Pflanzenteile sorgfältig. Übergießen Sie 1 Teelöffel der Mischung mit 1/2 Liter kochendem Wasser und lassen Sie den Aufguss 10 Minuten ziehen. Trinken Sie morgens und mittags je eine Tasse. Wenn Sie den Tee am Abend trinken, kann es übrigens sein, dass Sie nicht gut schlafen, da Rosmarin eine anregende und belebende Wirkung hat.

Wissenswertes

Ist die Regel selten oder zu schwach ausgeprägt, wirken sich entspannende, die Durchblutung fördernde Bäder mit Zusätzen aus Moor, oder Solebäder positiv aus. Gezielte Beckenbodengymnastik regt gleichfalls die Durchblutung an. Auch andere rezeptfreie Arzneimittel mit pflanzlichen Wirkstoffen können zur Linderung von Menstruationsbeschwerden beitragen. Sie sind gut verträglich und zeigen keine Nebenwirkungen.
Bei ausgeprägter prämenstrueller Symptomatik wie Essstörungen, Ödemen, Brustschwellungen, Stimmungstiefs, Gereiztheit oder Energiemangel wenden Sie sich zur Beratung an einen Heilpraktiker mit Kenntnissen in klassischer Homöopathie. Je nach Art der Befindlichkeitsstörungen wird er Ihnen vielleicht zu Nux vomica raten, sie hilft bei Weinerlichkeit und Krampfneigung. Auch Pulsatilla, die Küchenschelle, glättet die Seelenwogen. Tee aus dem Kraut der Mondgöttin Artemis, dem Beifuß, ist ebenfalls hilfreich, wenn die Menstruation des Öfteren ausbleibt oder schwächer wird. Frauenmantel ist die andere große Helferin unter den Frauenkräutern. Aus der Pflanze, am besten von dem frischen Kraut, können Sie Tee zubereiten oder eine sogenannte Verreibung herstellen. Das geht ganz einfach. Geben Sie zu den Frauenmantelblättern die gleiche Menge Milchzucker und „verreiben" beides so lange, bis ein Brei entsteht. Überlieferungen zufolge soll dieser bei Leiden der Bauchorgane, beispielsweise bei Myomen und Zysten, helfen. Nehmen Sie den Frauenmantelbrei täglich löffelweise oder in Tee eingerührt ein.

Tee bei Männerleiden

Die Prostata umgibt einen Teil der männlichen Harnröhre und liegt unterhalb der Harnblase. Sie produziert ein Sekret, welches sie während der Ejakulation (Samenerguss) der Samenflüssigkeit beimischt.
Normalerweise macht Man(n) sich kaum Gedanken über seine Prostata, er spricht auch nicht darüber. Wahrscheinlich erst dann, wenn sie beginnt, sich von ihrem etwa kastaniengroßen Umfang auf weit das Doppelte zu vergrößern und dabei die Harnröhre einengt. Sofern keine andere Diagnose vorliegt, ist hier von einer gutartigen Vergrößerung der Vorsteherdrüse (benigne Prostatahyperplasie) die Rede. Die Ursachen für diese Vergrößerung sind noch nicht abschließend geklärt. Als sicher gilt, dass die Geschlechtshormone wesentlich an den altersbedingten Veränderungen der Prostata beteiligt sind.

Tee bei Prostatabeschwerden

Zu Beginn sind die mit der Prostatavergrößerung verbundenen Probleme noch leidlich annehmbar und werden möglicherweise nicht ernst genommen. Beschwerden können beispielsweise ein unterbrochener Harndrang sein, häufig sind mehrere Versuche nötig, um die Blase zu leeren.
Bei einer Vorsorgeuntersuchung kann der Arzt eine bösartige Vergrößerung der Prostata (Prostatakrebs) ausschließen oder frühzeitig erkennen. Achten Sie auf Ihre Gesundheit und auf die Botschaften Ihres Körpers!

Zutaten

25 g Schlehe
25 g Bruchkraut
25 g Zitterpappel
25 g Liebstöckel
20 g Bärentraube

Zubereitung und Anwendung

Mischen Sie die Pflanzenteile sorgfältig miteinander. Für den jeweiligen Gebrauch übergießen Sie 1 Teelöffel der Mischung mit einer Tasse kochendem Wasser und lassen den Aufguss 10 Minuten ziehen. Trinken Sie über den Tag verteilt vier- bis fünfmal eine Tasse.

Wissenswertes

Suchen wir Hilfe in der Natur, stoßen wir bei den einheimischen Pflanzen unweigerlich auf die Brennnessel und staunen, was diese unscheinbare und recht unbeliebte Pflanze alles zu bieten hat. Ihr tatsächlicher Wert ist bis heute noch nicht gänzlich erforscht, aber sie steht zunehmend im Mittelpunkt des Interesses von Wissenschaftlern. Vielversprechend ist wohl besonders ihr Gehalt an Phytosterinen, gerade bei gutartiger Prostatavergrößerung.

Man geht davon aus, dass Brennnesseln einen Bluteiweißstoff, das Serum-Hormon-bindende Globulin (SHBG) beeinflussen. SHBG transportiert beispielsweise die Geschlechtshormone Testosteron und Östrogen im Blut und kann sich auch an Prostatazellen binden. Dadurch wird das Wachstum von Prostatazellen blockiert. Darüber hinaus wirken die Inhaltsstoffe der Brennnessel entzündungshemmend auf das Prostatagewebe.

Auch Extrakte von Kürbissamen sind wertvolle Helfer bei Prostatabeschwerden. Sie werden zur Behandlung der gutartigen Prostatavergrößerung eingesetzt. Die Wirkstoffe des Kürbis verringern den Blasendruck, verbessern die Blasenfunktion und senken den Druck auf die Harnröhre.

Ebenfalls erwähnenswert sind die Früchte der aus Nordamerika stammenden Sägepalme. Die Indianer Nordamerikas kennen keine Prostatabeschwerden, und es heißt, das läge daran, dass Sie regelmäßig die Früchte der Sägepalme zu sich nehmen. Diese enthalten zahlreiche Fettsäuren und Phytosterole. Sägepalmenfrüchte-Extrakte (Sabal-Extrakte) verhindern die Umwandlung von Testosteron in Dihydrotestosteron (DHT), das für das Wachstum von Prostatagewebe verantwortlich ist. Außerdem kann die Wirkung von Östrogenen auf das Prostatagewebe blockiert werden. Typische Beschwerden wie nächtliches Wasserlassen und Restharnbildung in der Blase sollen sich damit regulieren. Sabal-Extrakte wirken zudem entzündungshemmend und abschwellend.

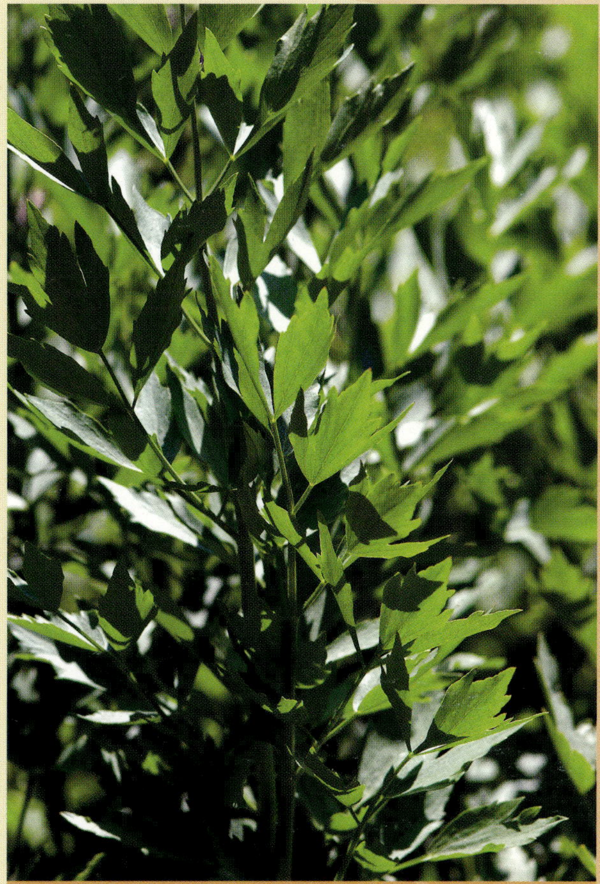

Liebstöckel *(Levisticum officinale)*
Liebstöckel kennen wir auch als Maggikraut. Diese aromatisch riechende Staude gehört zu den Doldengewächsen und kann bis zu 2 m groß werden. Der Stängel ist eine Art Röhre mit langgestielten Blättern. Blätter und Wurzeln werden als Heil- und Gewürzmittel verwendet.

Erkrankungen der Blase, Nieren und Harnröhre

Harngrieß kann eine Vorstufe von Blasen-, Nieren- oder Harnleitersteinen sein. Hervorgerufen durch Calziumoxalat oder Urat und Zystin, können sie kleine sandkörnchenartige oder scharfkantige große Steine bilden. Große kantige Steine können die Innenwände der Nieren verletzen und starke kolikartige Schmerzen verursachen. In schlimmen Fällen sollten Sie sich unbedingt von einem Urologen untersuchen lassen. Doch die meisten Steine sind klein, eben grießartig, und lassen sich mit einer Teekur, beispielsweise mit Hagebuttentee, ausleiten.

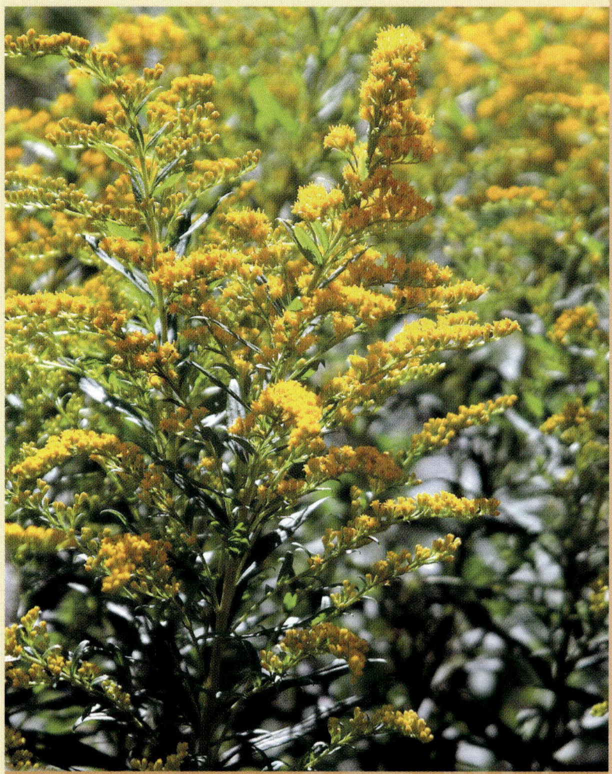

Goldrute *(Solidago virgaurea)*
Die Goldrute wird etwa einen Meter hoch. Die Blätter sind wechselständig angeordnet, die gelben Blüten stehen in Rispentrauben und blühen vom August bis Oktober.

Heilkräutertee bei Harngrieß

Die speziellen Inhaltsstoffe in diesem Tee sind bei Katarrhen im Bereich von Blase und Niere zur Ausleitung wie auch zur Vorbeugung von Harngrieß und Harnsteinbildung bestens geeignet. Unabhängig von dem Tee sollten Sie bei einer Grießbildung viel trinken. Empfohlen werden mindestens 2 Liter pro Tag. Sie können sich aber auch an die Faustregel „40 Milliliter Wasser pro Kilogramm Körpergewicht" halten. Das sind bei 75 kg 2,5 bis 3 Liter Wasser.

Zutaten

30 g Hagebuttenschalen
20 g Goldrutenkraut
20 g Vogelknöterich
20 g Krappwurzel
20 g Lindensplittholz

Zubereitung und Anwendung

Mischen Sie die Pflanzenteile sorgfältig. Übergießen Sie 1 Teelöffel der Teemischung mit 1/2 Liter kochendem Wasser und lassen Sie den Aufguss etwa 10 Minuten abgedeckt ziehen, bevor Sie ihn abfiltrieren. Machen Sie eine Teekur, das heißt dreimal täglich nach dem Essen eine Tasse in kleinen Schlucken trinken.

Wissenswertes

Goldrutenkraut gilt seit Jahrhunderten als das Mittel ersten Ranges bei Blasen- und Nierenerkrankungen. Doch nicht die häufig anzutreffenden Goldruten *Solidaginis herba, Solidago canadensis* oder *Solidago gigantea* sind gefragt, sondern die echte Goldrute *Solidago virgaurea* – nur diese enthält das wichtige Glucosid Leiocarposid.

Auch der Gartenschreck namens Quecke hat es in sich. Dieser robusten Pflanze ist ja kaum Herr zu werden und sie wird genau aus diesem Grunde in der traditionellen Erfahrungsmedizin hoch geschätzt. Ihre Inhaltsstoffe wie Kaliumsalze, Kieselsäure, Eisen, Phosphor und die Vitamine A und B sowie Schleimstoffe und Saponine prädestinieren sie als Bestandteil von Blutreinigungstees. Auch zur Linderung von Gicht und Rheuma verwendet man sie, ebenso wie zur Steigerung der Nierenfunktion und bei Blasenbeschwerden.

Tee bei Nierenbeckenentzündung

Wenn etwas entzündlich an die Nieren geht, entstehen die Beschwerden meist durch das Eintreten von Bakterien in die Harnwege. Das äußert sich als Nierenbeckenentzündung (Pyelonephritis) mit Fieberschüben, Schüttelfrost, Kopfweh, Rückenschmerzen und Abgeschlagenheit. Die betroffene Nierenseite ist meist klopf- und druckempfindlich. Eine Urinuntersuchung gibt Aufschluss über den Eiweißverlust und darüber, ob eine Nierenentzündung vorliegt. Um schwerwiegende Komplikationen wie eine Niereninsuffizienz zu vermeiden, muss eine Nierenentzündung in jedem Fall sofort von einem Arzt behandelt werden.

Zutaten

50 g Hagebutten
20 g Liebstöckelwurzel
20 g Paraguaytee
20 g Pfefferminze

Zubereitung und Anwendung

Mischen Sie die Pflanzenteile sorgfältig. Übergießen Sie 1 Esslöffel der Teemischung mit 1/2 Liter kochendem Wasser und lassen Sie den Aufguss etwa 10 Minuten abgedeckt ziehen, bevor Sie ihn abfiltrieren. Trinken Sie von dem Tee zweimal täglich eine heiße Tasse.

Wissenswertes

Wussten Sie, dass pro Minute rund 1 Liter Blut durch die Nieren fließt? Das sind 1440 Liter pro Tag. Bei einem Körpergewicht von 70 Kilogramm reinigen unsere Nieren in 24 Stunden rund 180 Liter Blut. Dabei werden Abfallstoffe herausgefiltert, die dann mit rund 1,5 bis 2 Liter Urin den Körper wieder verlassen.

Bei einer akuten Nierenbeckenentzündung können Sie es auch einmal mit Goldrutentee versuchen. Trinken Sie diesen im Wechsel mit dem oben genannten Tee oder holen Sie sich aus der Apotheke Solidagotinktur. Achten Sie bei einer Nierenbeckenentzündung auch auf den pH-Wert des Urins, der im basischen Bereich liegen sollte. Basisches Milieu mögen die Bakterien ganz und gar nicht, während sie sich im sauren Bereich munter weiter vermehren.

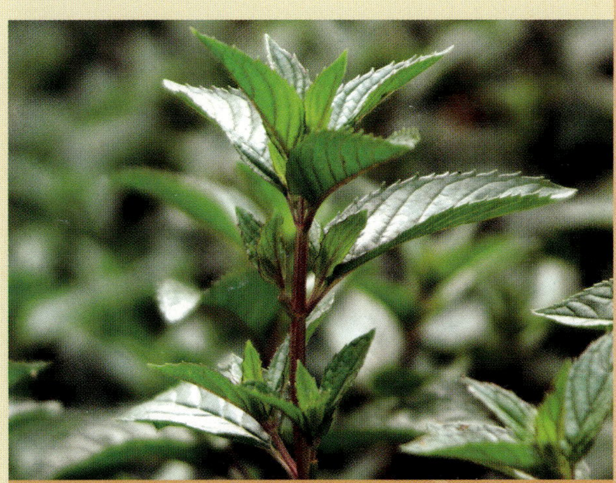

Pfefferminze *(Mentha X Piperita)*
Die Pfefferminze ist ein Lippenblütengewächs und wird ca. 30 bis 60 cm hoch. Es gibt viele Minzearten, am bekanntesten ist wohl die Krauseminze, auch Spearmint genannt, deren Geschmack und markantes Aroma in vielen Kaugummisorten Verwendung findet.

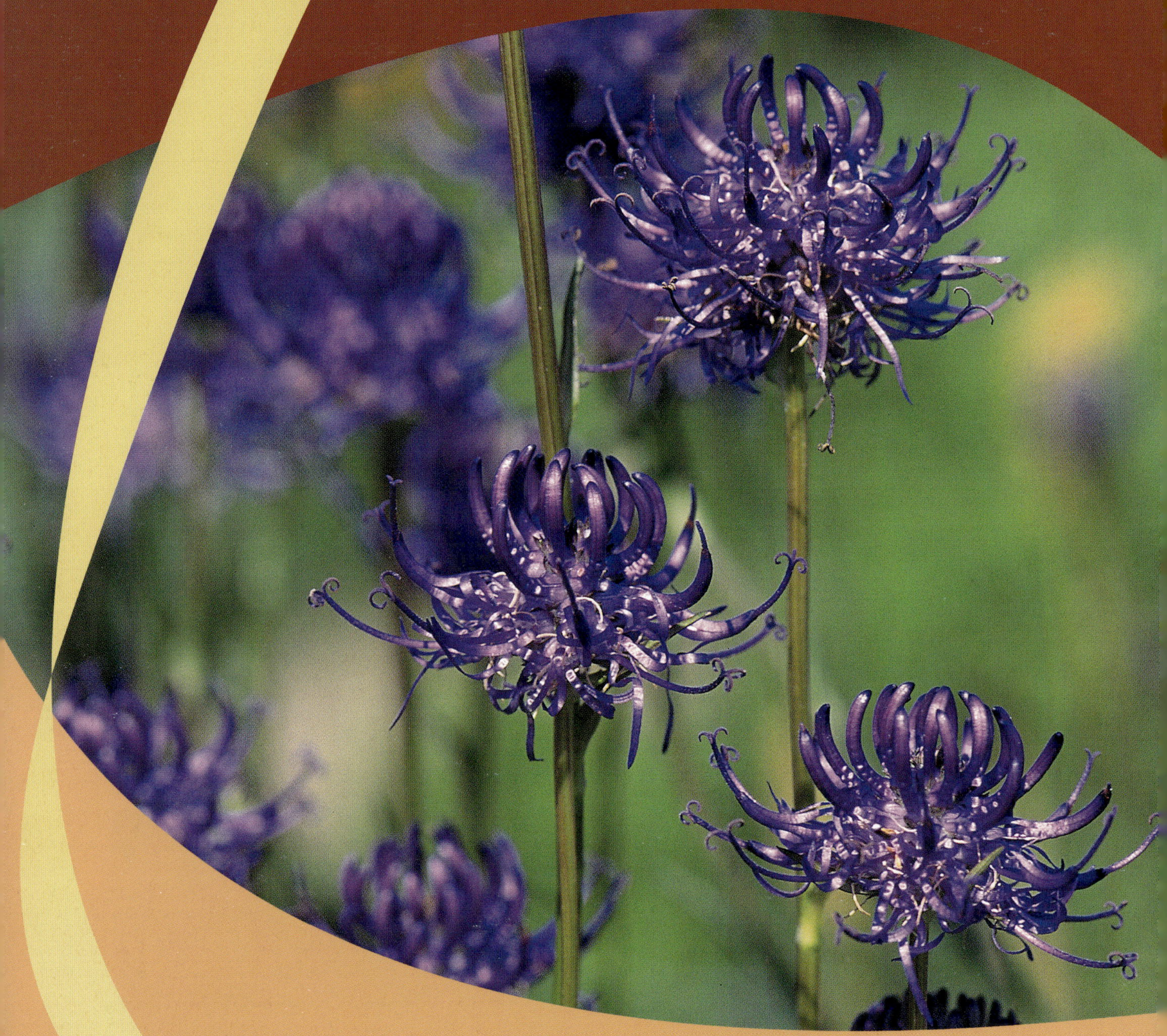

Krankheiten des Bewegungsapparates

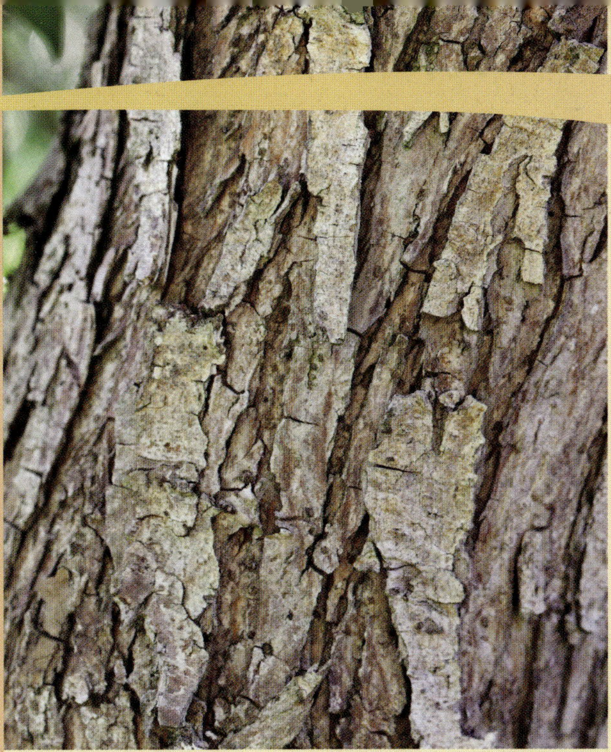

Weidenrinde enthält einen hohen Anteil Salicylsäure.

Knochen und Muskeln, Rheuma

Hinter dem Sammelbegriff „Rheuma" verbergen sich eine Vielzahl von verschiedenen Erkrankungen und Symptomen wie z. B. Rückenschmerzen, Gliederreißen, Muskel- oder Sehnenschmerzen.
Spricht man allgemein von Rheuma, ist damit meist eine rheumatoide Arthritis gemeint. Hierbei handelt es sich um eine chronisch entzündliche, den ganzen Körper betreffende Erkrankung des Bindegewebes. In späteren Phasen der Erkrankung können neben den Gelenken, wie Handwurzelgelenken, Fußgelenken, Knien und Schultern oder der Halswirbelsäule, auch innere Organe mit Bindegewebe geschädigt werden. Beispiele hierfür sind eine Entzündung von verschiedenen Schichten der Augenwand (Skleritis und Episkleritis), Herzbeutelentzündung (Perikarditis) und Bindegewebsvermehrung der Lunge (Lungenfibrose).

Fibromyalgie, das rätselhafte Leiden

Weichteilrheumatismus ist der Sammelbegriff für schmerzhafte, die Funktion beeinträchtigende Erkrankungen der Muskeln, Sehnen, Bänder, Sehnenscheiden oder der Schleimbeutel. Frauen ab dem 35. Lebensjahr sind am häufigsten betroffen. Die Ursache ist leider immer noch ungeklärt. Vermutet wird, dass bei der Fibromyalgie bestimmte Stoffwechselvorgänge im Gehirn gestört sein könnten. Dabei ist ein sogenannter Botenstoff, der im Gehirn bei der Signalübertragung beteiligt ist, betroffen. Dieser Botenstoff, das Serotonin, ist für zahlreiche Steuerungsvorgänge verantwortlich und soll bei Fibromyalgie-Patienten massiv erniedrigt sein. Aber auch Abnutzungserscheinungen, Viren, Bakterien, Umwelttoxine, Strahlung, hormonelle Unregelmäßigkeiten und vorausgegangene Entzündungsprozesse dürften begleitend eine Rolle spielen.

Rheumatischer Formenkreis, Gicht und Gelenke

Gicht gehört ebenfalls zum rheumatischen Formenkreis, wobei hier am häufigsten Männer betroffen sind. Es handelt sich um eine Stoffwechselerkrankung aufgrund erhöhter Harnsäurewerte im Blut. Ist der Harnsäurespiegel über eine längere Zeit erhöht, bilden sich kristalline Ablagerungen in den Gelenken und Organen, meist in der Niere. Typisch für von Gicht befallene Gelenke sind starke Schwellungen und bläuliche Rötungen. Betroffen sind meist Schultern, Ellenbogen und Hände. Diese schmerzen bei der geringsten Bewegung, aber auch bei Berührungen. Im späten Stadium entstehen Knoten (Tophi), die im Endstadium zu Versteifung führen können. Außer der angeborenen Gicht sind häufig Ernährungsfehler wie zu hoher Fleisch- und Zuckerkonsum, Alkohol, Umweltgifte sowie Nierenfunktionsstörungen Auslöser dieser Erkrankung.

Gelenkrheuma geht meist mit heißen, schmerzhaften Schwellungen und Rötungen an den Gelenken einher. Bevorzugt erkranken die Knie, Ellenbogen sowie Fuß- und Handgelenke. Es können aber auch die Schultern, Hüften oder Finger befallen sein. Ohne Behandlung kann sich das Krankheitsbild ausweiten, was zu Herzbeschwerden, Herzmuskelentzündung, Verdauungsstörungen, neurologischen Störungen, auch begleitet von Fieber, führen kann. Gelenkentzündungen können ihre Ursachen in Tuberkulose, Lues, chronischen Entzündungsherden wie Herdinfektionen der Mandeln und Zähne sowie Staphylokokken haben.

Rheuma – was Sie selbst tun können

Da es sich bei Rheuma um viele verschiedene Erkrankungsformen handelt, kann es keine einheitliche Behandlung geben. Deswegen sollte es grundsätzlich die Aufgabe des Arztes bleiben, den Erkrankungstyp festzustellen und eine Behandlungsstrategie festzulegen.
Als Betroffener sollten Sie sich jedoch nicht nur der medizinischen Ratlosigkeit unterwerfen, sondern Ihre Gedanken auf mögliche Umstände und Ursachen konzentrieren. Dazu gehört eine Umstellung der Ernährung auf purinarme, harnsäurereduzierende Kost, wie beispielsweise der Verzicht auf Innereien wie Herz, Leber und Nieren sowie auf bestimmte Fischsorten, beispielsweise Ölsardinen und Sprotten. Reduzieren Sie Kaffee, Alkohol und Nikotin. Viele Speisen und Genussgifte übersäuern den Körper.
Gewöhnen Sie sich daran, morgens den pH-Wert des Urins zu kontrollieren und ggf. mit Natron oder Bicarbonaten auszubalancieren. Lassen Sie sich in Ihrer Apotheke beraten, die verschiedene Präparate auf Mineralstoffbasis bereithält.

Grundsätzlich sollten Sie auch auf eine ausreichende Flüssigkeitszufuhr achten, um überschüssige Harnsäure, die sich sonst in den Gelenken ablagert, auszuleiten. Ferner ist für eine gute Nieren-, Leber- und Darmfunktion zu sorgen.
Auch Umwelteinflüsse wie Elektrosmog, Mobilfunkstrahlen und sogenannte Wasseradern können bei sensiblen und geschwächten Menschen rheumatische Beschwerden verursachen. Wechseln Sie doch einmal für einige Wochen ihren Schlafplatz und prüfen Sie Ihren Schlafraum auf elektrische Störfelder in Bettnähe. Dazu gehören Kabel, Radiowecker und auch die elektrische Heizdecke. Beobachten Sie, ob sich irgendwas verändert und ob die Schmerzen nachlassen.

Heilkräutertee bei Arthritis

Auf feuchten Wiesen und an Bächen wächst der cremeweiß blühende Wiesengeißbart. Wie die Weidenrinde, enthält die im Volksmund auch als Spierstaude bekannte Pflanze einen hohen Gehalt an Salicylsäureverbindungen.
Bei Schmerzen, Fieber, Wasseransammlungen und auch während einer Frühjahrskur zur Entschlackung ist diese Teemischung eine bewährte Wirkstoffkombination.

Zutaten
20 g Birkenblätter
20 g Brennnesselblätter
20 g Wiesengeißbart
20 g Teufelskralle
30 g Löwenzahnwurzel

Zubereitung und Anwendung
Mischen Sie die Pflanzenteile sorgfältig. Übergießen Sie 1 Teelöffel der Teemischung mit einer Tasse kochendem Wasser und lassen Sie den Aufguss etwa 10 Minuten abgedeckt ziehen, bevor Sie ihn abfiltrieren.

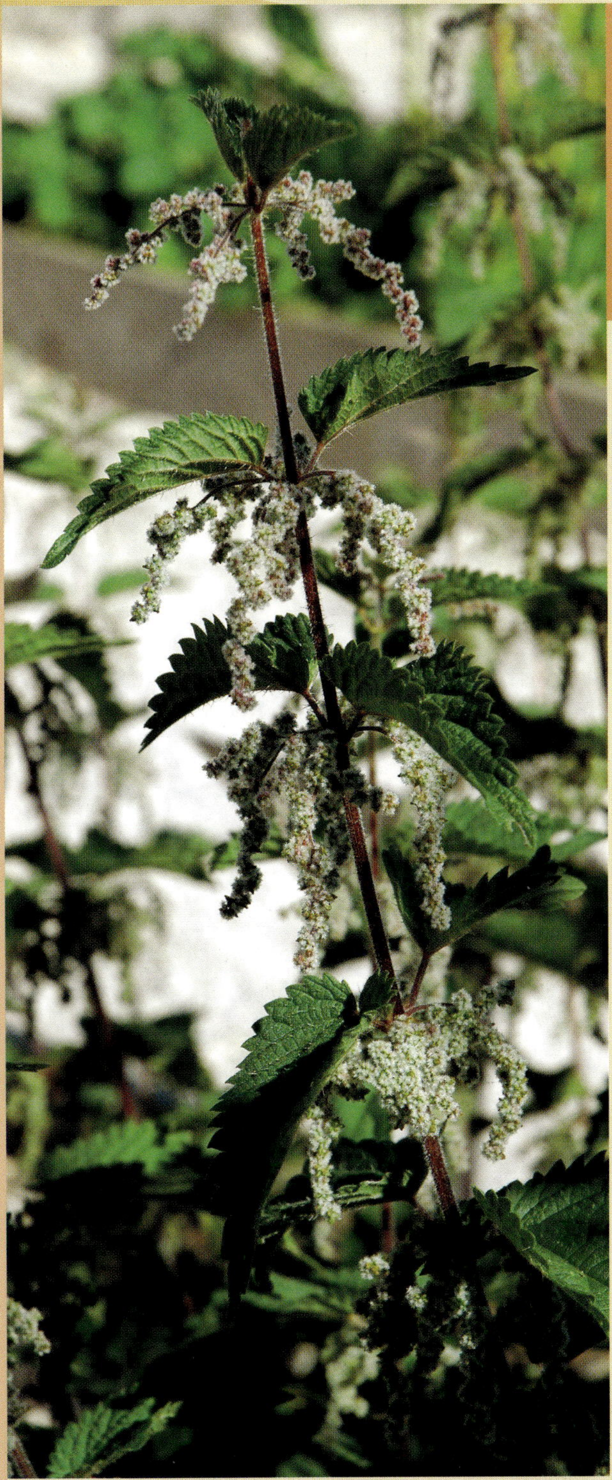

Große Brennnessel *(Urtica dioica)*
Von Mai bis August sammelt man die Brennnesselblätter, indem man sie von den Stängeln abstreift, vorzugsweise mit Handschuhen.
Die Wurzeln gräbt man im Herbst aus. Frisch zubereitet schmecken die jungen Blätter wie Spinat, getrocknet geben sie einen idealen Tee.

Der Tee kann dreimal täglich nach dem Essen schluckweise getrunken werden. Am besten, wie alle Kräutertees, ungesüßt trinken.

Wissenswertes

Die Teufelskralle *(Harpagophytum procumbens)* (Abb. Seite 66) hat sich als entzündungshemmendes, harnsäureausscheidendes, schmerzlinderndes und entgiftendes Mittel für die Langzeittherapie bewährt. Von der für pflanzliche Arzneimittel zuständigen Kommission E des ehemaligen Bundesgesundheitsamtes wird eine Tagesdosis von 4,5 Gramm der Droge empfohlen. Bei Muskelrheuma, Gicht, Arthrose und Neuralgien sollte Teufelskralle über einen längeren Zeitraum eingenommen werden, da die optimale Wirkung sich erst nach etwa drei Wochen zeigt. Die Teufelskralle ist gut verträglich, abzuraten ist sie nur bei Kindern unter 12 Jahren sowie bei Magen- und Zwölffingerdarmgeschwüren.

Tee bei Gelenkschmerzen durch Arthrose

Wallwurz, eher als Beinwellwurzel bekannt, enthält neben Gerb- und Schleimstoffen einen hohen Gehalt an Allantoin. Das ist ein ausgezeichneter Wirkstoff bei Verletzungen der Haut, bei Knochenbrüchen, Quetschungen und Verstauchungen. Er fördert die Wundheilung, regt die Neubildung von Gewebe und die Durchblutung an, desinfiziert und schützt.

Zutaten

20 g Weidenrinde
20 g Löwenzahnwurzel
20 g Teufelskralle
20 g Wallwurzwurzel
20 g Zinnkraut

Zubereitung und Anwendung

Mischen Sie die Pflanzenteile sorgfältig. Nehmen Sie 1 Teelöffel der Mischung, die Sie mit einer Tasse kochendem Wasser überbrühen. Anschließend 5 Minuten ziehen lassen. Dreimal täglich schluckweise nach den Mahlzeiten trinken.

Wissenswertes

Schmerzen lindern Sie mit Weidenrinde und dem darin enthaltenen Wirkstoff Salicin, welcher im Körper zu Salicylsäure umgewandelt wird. Die effektivste mittlere Tagesdosis liegt zwischen 60 und 120 Milligramm Salicin.
Bei einer aktivierten Arthrose kann außerdem das homöopathische Kombinationspräparat Arthrorell (rezeptfrei in der Apotheke) Schmerzlinderung bringen und den Knorpel schützen. Es setzt sich aus mehreren Einzelmitteln wie Herbstzeitlose *(Colchicum autumnale)*, Sumpfporst *(Ledum palustre)*, Giftsumach *(Toxicodendron quercifolium)* sowie Kieselsäure zusammen.
Bei allgemeinem Verschleiß des Knorpels, Arthrose, Arthritis, Bandscheibenvorfall und Bänderriss haben sich einige Nahrungsergänzungsmittel bewährt. Besonders empfehlen kann ich Ihnen Glucosamine und Chondroitinsulfat, die auch natürlich im Körper vorkommen. Sie bewahren den Knorpel vor Abnutzung, sind entzündungshemmend und, was besonders interessant ist, auch in der Lage, die natürlichen Schmiermittel für die Gelenke wieder aufzubauen. Nach einer Einnahmezeit von rund acht Wochen sollten Sie deutliche Besserung verspüren, was im günstigsten Fall sogar eine Operation überflüssig macht. Aber achten Sie beim Einkauf unbedingt auf Qualität und Wirkstoffgehalt. Die therapeutisch wirksame Mindestmenge liegt bei Glucosaminsulfat bei 500 Milligramm und Chondroitinsulfat bei 300 Milligramm.

Tee bei Rheuma

Pfefferminze, wie wir sie üblicherweise kennen, ist durch eine Kreuzung aus 20 verschiedenen Minzearten entstanden. Wegen der leicht betäubenden Eigenschaften wird ihr ätherisches Öl u. a. als Einreibemittel bei Gicht und rheumatischen Schmerzen verwendet. Sennes ist als Abführmittel bekannt und dient in dieser Mischung dazu, den Darm von toxischen Schlacken zu befreien.

Zutaten

15 g Hagebutte
15 g Kamille
15 g Weidenrinde
15 g Pfefferminze
15 g Birke
15 g Löwenzahn
15 g Schachtelhalm
15 g Sennes

Zubereitung und Anwendung

Mischen Sie die Pflanzenteile sorgfältig. Übergießen Sie 1 Teelöffel der Teemischung mit 1/2 Liter kochendem Wasser und lassen Sie den Aufguss etwa 10 Minuten abgedeckt ziehen, bevor Sie ihn abfiltrieren. Trinken Sie von dem Tee ein- bis zweimal täglich.

Wissenswertes

Arabische Ärzte berichteten bereits im 11. Jahrhundert von der heilsamen Wirkung der sonnengelben Pusteblume, dem Löwenzahn *(Taraxacum officinale)*. Er ist nach wie vor fester Bestandteil einer Frühjahrskur. Hierfür verwendet man Presssäfte der Pflanze, aus Blüten

und Blättern bereitet man Salate oder vermischt diese mit Kräuterquark. Traditionell wurden Löwenzahnblätter bei Leber- und Galleleiden, chronischen rheumatischen Beschwerden sowie zur Anregung der Diurese, Störungen des Galleflusses, Völlegefühl, Blähungen und Verdauungsbeschwerden genutzt. Hinzu kam die Anwendung bei Hämorrhoiden, Gicht sowie Steinleiden. Zur Teezubereitung verwendet man als Einzeldosis ca. 1 bis 2 Gramm (1 Teelöffel = etwa 1 Gramm) der fein geschnittenen Droge, die Tagesdosis liegt bei etwa 3 Gramm.
Vor einiger Zeit erfuhr ich von klinischen Studien in mehreren Ländern, die ergaben, dass Vitamin E in vielen Fällen bei chronischer Polyarthritis, wie auch bei Arthrose in Hüft- und Kniegelenken als auch bei Gelenkrheuma ähnlich wirksam war, wie spezielle nichtsteroidale Antirheumatika. Es mag damit zusammenhängen, dass die Wirksamkeit des als Radikalfänger bekannten Vitamins Botenstoffe mindert, die, wie Interleukine und Prostaglandine, an Entzündungen beteiligt sind. Falls Sie den Versuch mit natürlichem Vitamin E unternehmen wollen, ist die konstante Einnahme über mehrere Wochen, und zwar mit einem täglichen Wirkstoffgehalt von 800 bis 1600 Internationalen Einheiten D-alpha-Tocopherol notwendig, es wird neuerdings auch unter der Bezeichnung RRR-alpha-Tocopherol geführt. Auch Selen ist ein starker Radikalfänger.
In der Gemmo-Therapie wird bei Rheuma die Bergföhrenknospe *(Pinus montana)* als pflanzliches Antirheumatikum empfohlen.

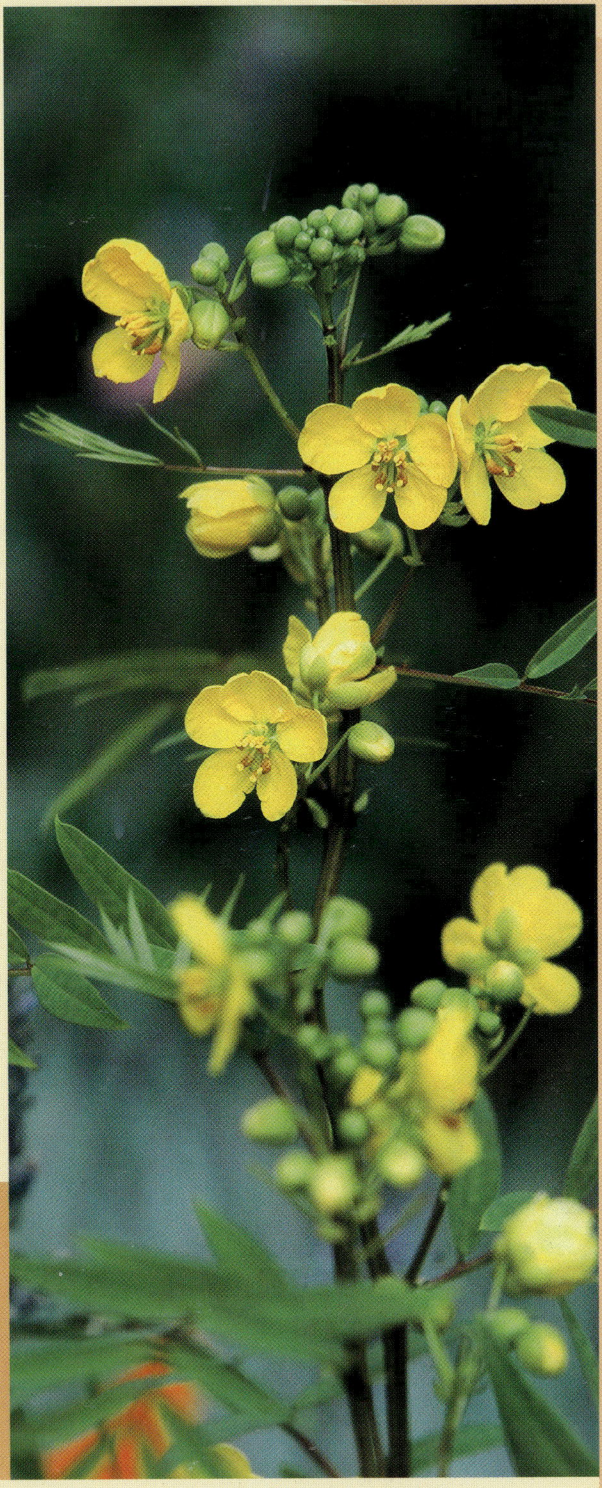

Sennes *(Cassia senna)*
Ein bis zu 60 cm hoher Halbstrauch. Die Blätter sind 4 bis 5fach paarig gefiedert. Die Fiederblättchen sind kleiner als bei *Cassia angustifolia*, einem Strauch, und die Hülsen häufig etwas breiter. In Einzelfällen können Magenbeschwerden auftreten.

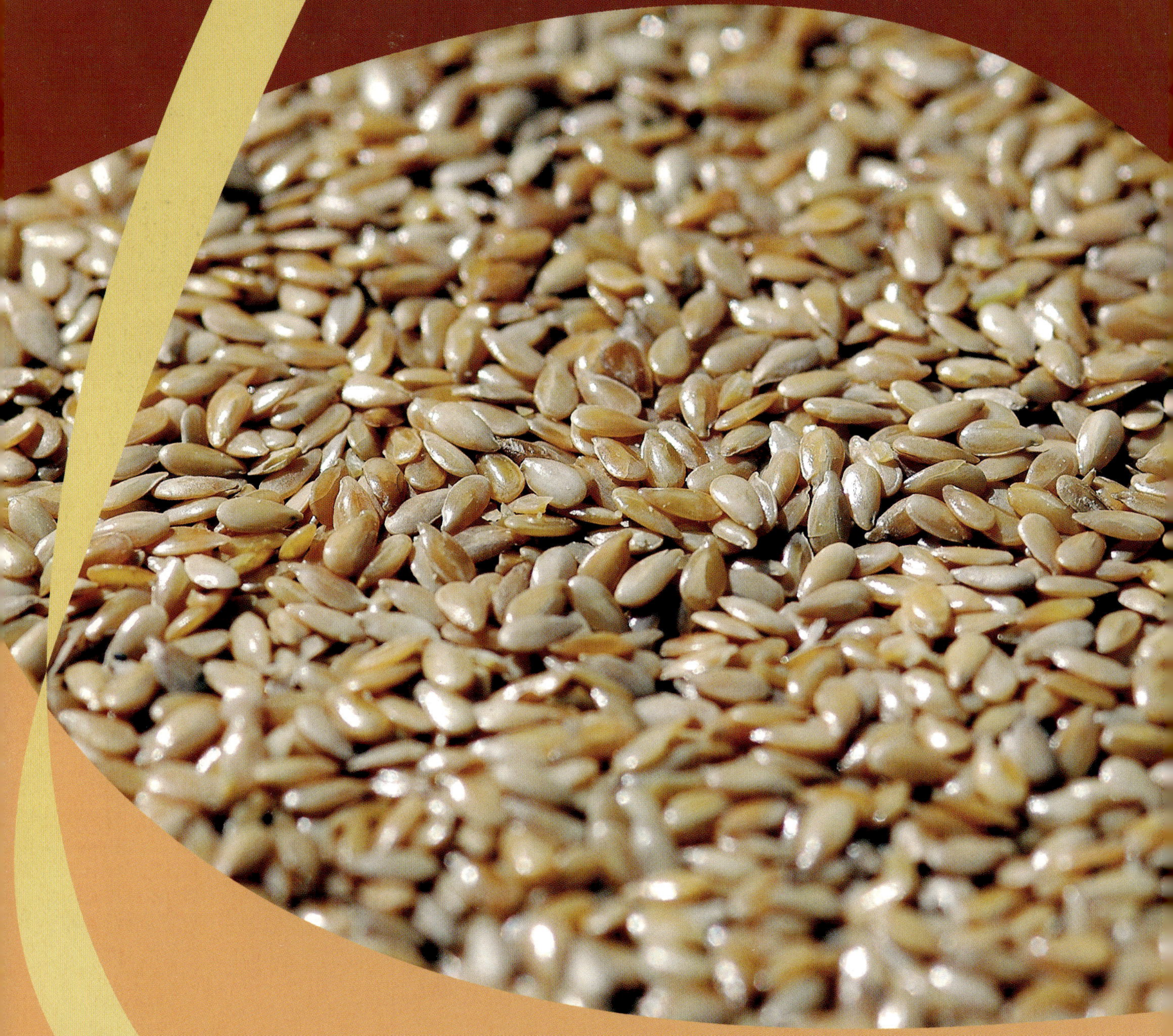

Wenn die Verdauung gestört ist

Tees bei Verdauungsbeschwerden

Magen-Darm-Beschwerden können zahlreiche Hintergründe haben, wie beispielsweise falsche Essgewohnheiten, die Einnahme von Antibiotika oder allgemein Stress. Sie können auch begleitend zu anderen Grunderkrankungen auftreten und durch Bakterien- und Vireninfektionen verursacht sein.
Kinder erkranken häufiger an akuten Magen-Darm-Infektionen, die durch Bakterien wie Salmonellen, Escherichia coli, Shigellen oder Campylobacter verursacht werden. Gewöhnlich klingen diese Beschwerden von alleine wieder ab. Wichtig ist, für einen guten Stuhlgang zu sorgen, da sonst die Viren oder Bakterien nicht ausreichend ausgeschieden werden können. Versorgen Sie den Körper auch mit reichlich Flüssigkeit wie Kräutertee und Wasser, um eine Austrocknung zu vermeiden und den Elektrolytverlust auszugleichen. Treten bei Magen-Darm-Beschwerden zusätzlich Schmerzen im Oberbauch, Appetitlosigkeit, Übelkeit, Erbrechen, Blähungen oder andere Symptome auf, ist eine medizinische Untersuchung unerlässlich.

Tee bei Darmstörungen

Die eckigen Samen des Bockshornklees sind Bestandteil des Currygewürzes, aber wie man heute im Labor nachweisen kann, ist er weitaus mehr, als nur ein Küchengewürz. Seine Inhaltsstoffe gelten bereits seit der Antike in der Naturheilkunde als probates Heilmittel zur Senkung des Cholesterin- und Blutzuckerspiegels, bei Leberverfettung, zur Auflösung von Geschwüren, bei Darmbeschwerden und anderen gesundheitlichen Störungen mehr. Süßholzwurzel findet auch als begleitende Maßnahme Verwendung bei Magen-Darm-Geschwüren.

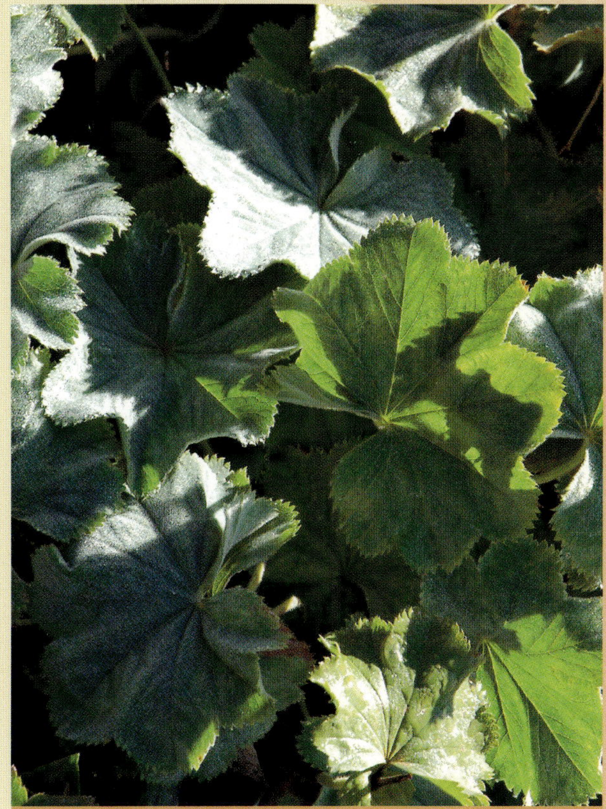

Frauenmantel *(Alchemilla vulgaris)*
Frauenmantel, im Volksmund auch Frauenhilf genannt, ist eine ausdauernde Pflanze mit kelchartig gelappten Blättern. Er bildet bis zu 50 cm lange Blütentriebe mit kleinen, gelbgrünen knäulförmig angeordneten Blüten. Die Blätter bleiben auch in ausgewachsenem Zustand immer ein wenig gefaltet. Auf ihnen sammeln sich morgens glitzernde Tautropfen.

Zutaten
20 g Alantwurzel
20 g Bockshornkleesamen
10 g Süßholzwurzel
30 g Lindenblüten
30 g Frauenmantelkraut

Zubereitung und Anwendung

Mischen Sie die Pflanzenteile sorgfältig. Übergießen Sie 1 Esslöffel der Teemischung mit 1/2 Liter kochendem Wasser und lassen Sie den Aufguss etwa 10 Minuten abgedeckt ziehen. Trinken Sie morgens auf nüchternen Magen eine Tasse und im Laufe des Tages noch einmal zwei Tassen.

Wissenswertes

Jacobus Theodorus „Tabernaemontanus" (1625) schrieb über Süßholz und Sanikel:

„So einer ein bösen Magen hette
unnd jhm die Därm verschleimpt weren/
der vermisch Sanickel zu reynem Pulver gestossen/
mit Honig unnd Süßholtz/
und trincke solches mit Wein zertrieben
deß Abendts wann er zu Beth gehen will/
das reyniget den Magen unnd allen innerlichen Unrath/
unnd sonderlich der Brust."

Der eingedickte Extrakt der Süßholzwurzel (Lakritze), in Wasser aufgelöst, soll nach alter Rezeptur abführend und Gallefluss fördernd wirken. Bei Bluthochdruck ist Süßholz allerdings nur bedingt anwendbar.

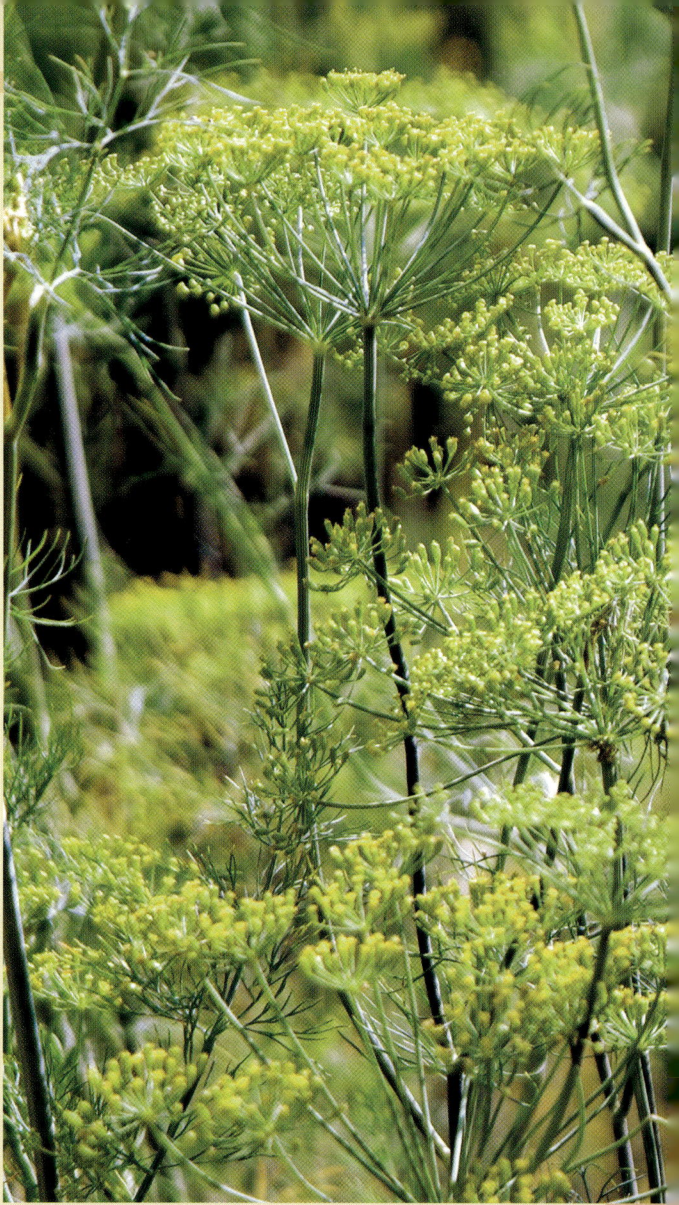

Tee bei Blähungen

Hinter durch Blähungen hervorgerufenen Beschwerden (Meteorismus) stecken vorwiegend harmlose Ursachen: zu reichhaltiges, zu fettes oder zu süßes Essen, der Verzehr stark blähender Lebensmittel wie Kohlgemüse, Hülsenfrüchte, Zwiebeln, frisches Brot oder kohlensäurehaltige Getränke. Auch verschluckte Luft und zu hastiges Essen kann zum Problem werden, wenn die Nahrung dadurch nur unvollständig zerkleinert und heruntergeschluckt wird. Dann kann das zu Fäulnis- und Gärungsprozessen im Darm führen. Seelische Belastungen und Stress schlagen einem ebenfalls auf den Magen. Ebenso können Blähungen Symptom unterschiedlicher Grunderkrankungen sein, wie beispielsweise Magenschleimhautentzündungen, Dick- und Dünndarmentzündungen, Pilzerkrankungen oder eine Funktionsstörung von Leber und Galle.

Zutaten

25 g Anis
25 g Kümmel
25 g Fenchel

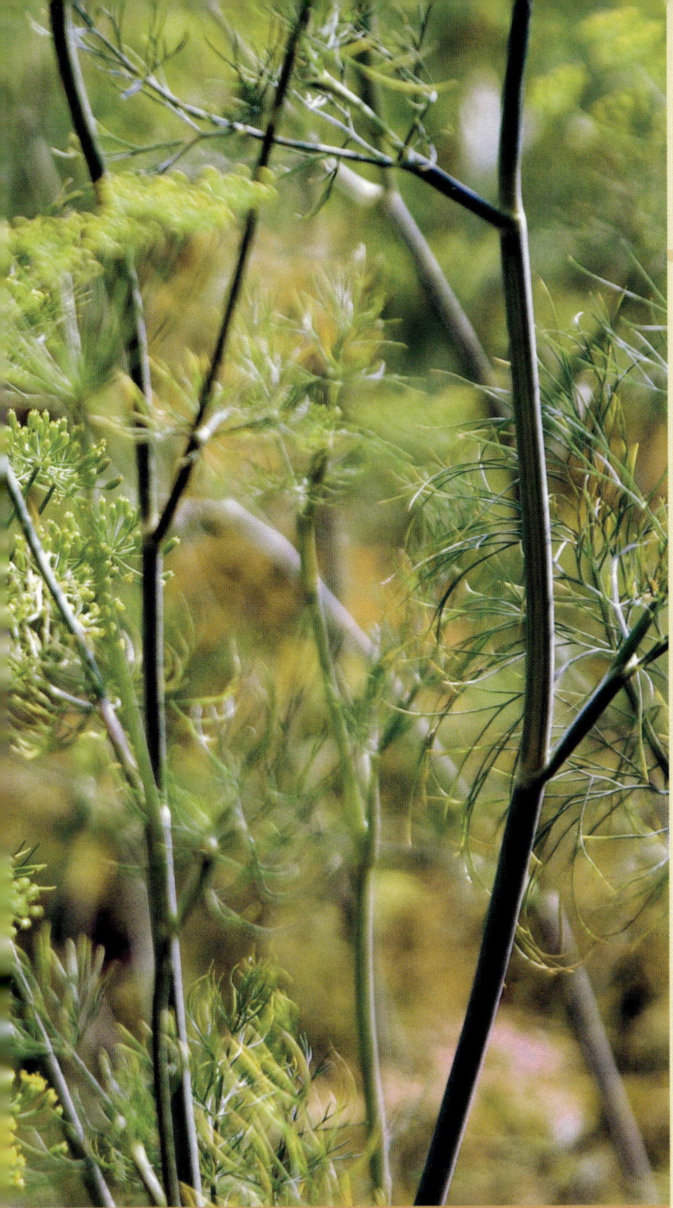

Fenchel *(Foeniculum vulgare)*
Fenchel ist eine mehrjährige, angenehm duftende Pflanze, die bis 2 m hoch wird. Die gelben Blüten sind in Dolden angeordnet und blühen von Juni bis September. Die Samen sind oval gerippt und duften wie die ganze Pflanze nach Anis. Sie enthalten einen hohen Anteil an ätherischen Ölen, die schleimlösend wirken und die Darmtätigkeit unterstützen. Fenchelöl nicht in der Schwangerschaft verwenden!

Zubereitung und Anwendung

Mischen Sie die Pflanzenteile sorgfältig. Übergießen Sie 1 Teelöffel der Teemischung mit einer Tasse kochendem Wasser und lassen Sie den Aufguss etwa 10 Minuten abgedeckt ziehen, bevor Sie ihn abfiltrieren. Von dem Tee sollten Sie täglich drei Tassen trinken.

Wissenswertes

Durch Blähungen hervorgerufene Symptome lassen sich auch mit zerkauten oder als Tee verabreichten Wacholderbeeren gut beeinflussen. Deren hohe keimtötende Kraft führt insgesamt zu einer Reinigung im Magen-Darm-Trakt. In Indien lernte ich die Vorzüge von Fenchel und Kümmelsamen kennen. Sie stehen grundsätzlich in einem Schälchen auf dem Esstisch. Man nimmt ein paar Samen und zerkaut sie nach der Mahlzeit. Das verleiht frischen Atem und fördert die Verdauung. Manchmal fehlt dem Körper auch nur Vitamin B 12. Hier helfen die altbekannten Lebertranölkapseln.

Tee bei Verstopfung

Drei Tage keinen Stuhlgang? In diesem Fall spricht der Arzt von Verstopfung (Obstipation). Das ist aber noch kein Grund zur übertriebenen Besorgnis, jedoch ein Hinweis darauf, dass Sie Ihre Lebens- und Ernährungsgewohnheiten ein kleines bisschen ändern sollten. Etwas mehr Bewegung, eine Kombination aus mehr Flüssigkeitszufuhr, verbunden mit einer ballaststoffreicheren Ernährung kann das Problem möglicherweise schon abstellen. Sobald jedoch Störungen vorliegen, die mit Leibschmerzen, Erbrechen, blutigem oder schleimigem Stuhl verbunden sind, sollte unbedingt ein Arzt hinzugezogen werden.

Zutaten

25 g Löwenzahnwurzel
25 g Brennnesselblätter
30 g Faulbaumrinde

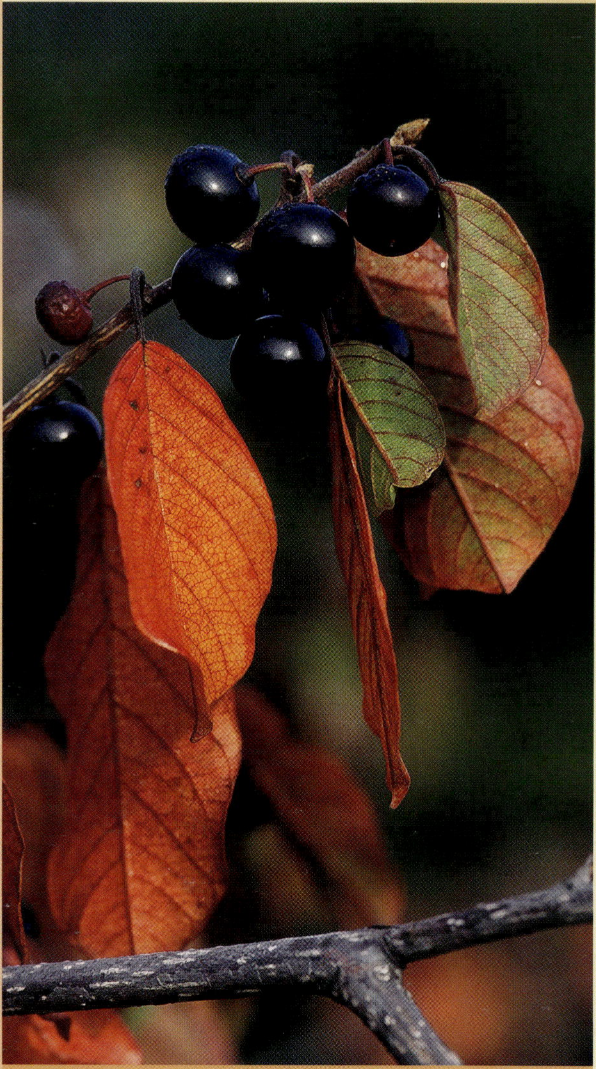

Faulbaum *(Frangula alnus)*

Der Faulbaum ist ein Kreuzdorngewächs und wird als kleiner Baum bis zu sechs Meter hoch. Die Zweige sind dornenlos, im Gegensatz zum Kreuzdorn. Die Steinfrüchte sind anfangs grün, dann rot und im reifen Zustand blauviolett, seine Blätter sind elliptisch und haben eine glänzende Oberfläche. Nach übermäßigem Verzehr der unreifen Beeren kann es zu Durchfällen kommen.

Zubereitung und Anwendung

Mischen Sie die Pflanzenteile sorgfältig miteinander. Für den jeweiligen Gebrauch übergießen Sie 2 Teelöffel der Mischung mit einer Tasse kochendem Wasser und lassen den Aufguss 10 Minuten ziehen. Trinken Sie von dem Tee morgens und abends je eine Tasse.

Wissenswertes

Bei Verstopfung hält die Naturheilkunde zahlreiche Kräutertees bereit, die Linderung verschaffen. Doch auch bei pflanzlichen Präparaten ist Vorsicht geboten. Tees mit stark reizenden Sennesblättern, Faulbaumrinde, Aloe und medizinische Rhabarberwurzel eignen sich beispiels-

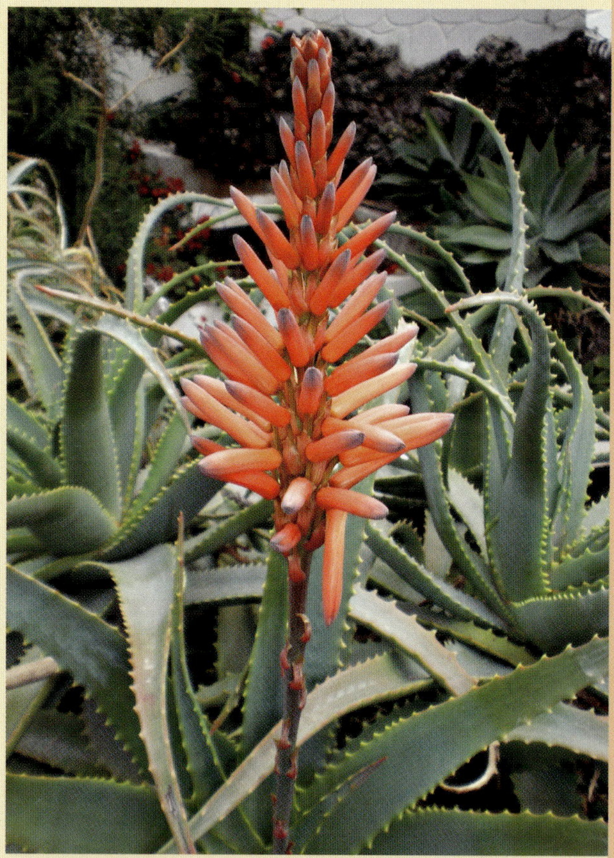

Aloe vera ist eine sehr vielseitigste Heilpflanze.

weise nicht zum Dauergebrauch. Die Wirkung ist einfach zu radikal, der Darm entleert sich vollständig und wird mit der Zeit träge und unselbständig. Das kann schnell in einen Teufelskreis führen. Unbedenklich hingegen sind Nahrungsergänzungsmittel mit Ballaststoffen, die können Sie regelmäßig einnehmen. Dazu gehören beispielsweise Kleie und Leinsamen. Nehmen Sie davon 30 bis 50 Gramm und zerquetschen Sie sie leicht. Erst dann sind die kleinen Samen in der Lage, durch Wasseraufnahme im Darm um ein Vielfaches aufzuquellen, um dann den Stuhl abzuführen. Der indische Flohsamen ist noch effektiver. Davon reichen schon 5 bis 10 Gramm am Tag. Er besteht aus winzigen, hellbraunen Samenkörnern, die ein hohes Maß an Quellfähigkeit besitzen. Ballaststoffe haben keine akute abführende Wirkung, sie sind dazu gedacht, über längere Zeit den Stuhlgang zu regulieren. Haben Sie also ein paar Tage Geduld.

Tee bei Durchfall

Ein harmloser Grund für den „flotten Otto" kann ungewohnte, üppige oder zu fetthaltige Nahrung sein, auch Sauerkraut, unreifes Obst oder Traubensaft können Durchfall verursachen. Psychischer Stress wie Prüfungsangst kann ebenfalls die Darmmotorik beeinflussen. Aber auch Bakterien wie E. Coli, Salmonellen, Staphylokokken oder Viren lösen derartige Beschwerden aus. Durchfall ist keineswegs immer nur harmlos. Dahinter können sich auch Erkrankungen des Dünn- und Dickdarms, der Leber, Niere und Bauchspeicheldrüse verbergen. Als Regel kann man sagen: Bei Durchfall, der länger als 12 Stunden andauert und zudem noch mit Fieber oder Blut- und Schleimabsonderungen einhergeht, muss unbedingt ein Arzt konsultiert werden.

Zutaten

45 g Tormentillwurzel
55 g Eichenrinde

Zubereitung und Anwendung

Mischen Sie die Pflanzenteile sorgfältig. Übergießen Sie 1 Teelöffel der Teemischung mit einer Tasse kochendem Wasser und lassen Sie den Aufguss etwa 10 Minuten abgedeckt ziehen, bevor Sie ihn abfiltrieren. Von dem Tee sollten Sie mehrmals täglich eine Tasse schluckweise trinken.

Wissenswertes

Bereits in der Antike wusste man von der Heilkraft der Erde. Medizinisch verwendete Heilerde wird aus Millionen Jahre alten Gesteinsablagerungen, dem Löß, gewonnen. Sie ist reich an Mineralien und Spurenelementen wie Kalzium, Mangan, Magnesium, Kupfer u. v. m. Ihre mikrofeinen, pulverisierten Quarzkristalle nehmen im Darm Krankheitskeime und Fäulnisbakterien wie ein Schwamm auf und binden Erreger, Stoffwechselschlacken, überschüssige Säuren und Gase. Kopfschmerzen, deren Ursache in einem gestörten Magen-Darm-Geschehen liegen, können so ebenfalls gut beeinflusst werden. Häufig entstehen sie als Symptom aufsteigender Gase und Toxine, die sich insbesondere durch Gärungsprozesse oder Fäulnisbildung entwickeln.
Wie häufig Sie Heilerde einnehmen sollten, richtet sich nach den Beschwerden, die Sie damit lindern möchten. Bei Kopfschmerzen oder Sodbrennen wird beispielsweise schon ein Teelöffel in einem Glas Wasser gelöst, ausreichen. Bei Magen- und Darmentzündungen nehmen Sie die Heilerde über einige Monate kurmäßig ein. Da der Körper bei Durchfall viele wichtige Elektrolyte verliert, sollten diese mit Mineralstofftabletten oder Mineralien und Spurenelementen als wasserlösliche Pulver aus der Apotheke ergänzt werden. Trinken Sie außerdem viel Mineralwasser, und zwar stilles, dem Sie eine Prise Kochsalz hinzufügen. Nach dem Abklingen des Durchfalls hilft es, Joghurt zu trinken, der mithilfe aktiver Milchsäurebakterien wie Lactobacillus acidophilus, Casei, Bifidobacterium oder auch L. johnsonii die geschädigte Darmflora wieder aufbaut.

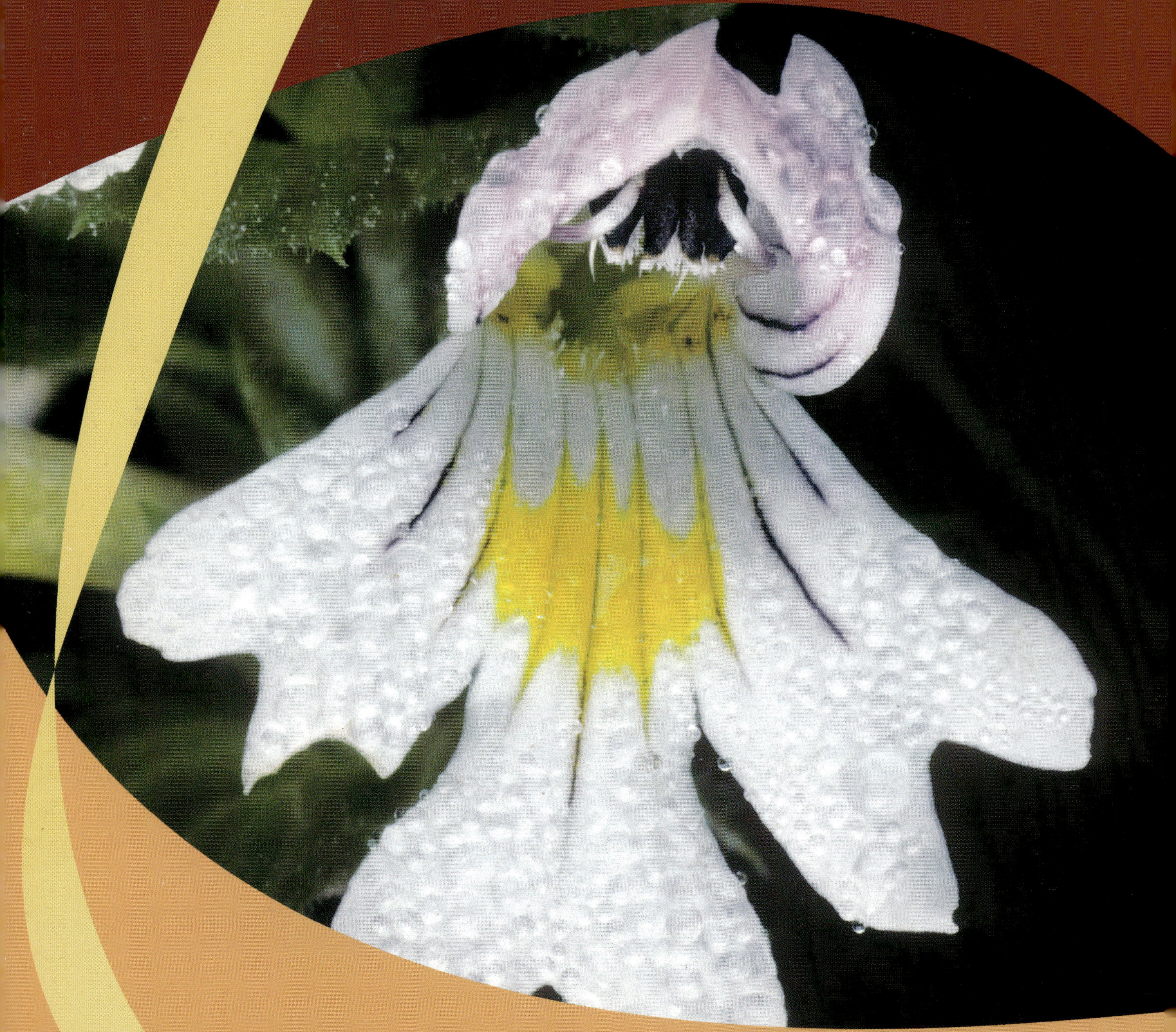

Kopf und Sinne

Erkrankungen im Kopfbereich

Das menschliche Auge ist außergewöhnlich komplex aufgebaut und obschon es sehr sensibel ist, auch äußerst leistungsstark und sehr widerstandsfähig. Das Auge zählt, wie das Ohr, zu unseren insgesamt fünf Sinnesorganen. Unsere Sinne sind die Schnittstelle, das Tor zur Welt, an denen die Signale unserer Umwelt übersetzt werden. Mit ihrer Hilfe können wir wahrnehmen, ob es hell oder dunkel, laut oder leise, kalt oder warm ist. Wir nennen es Empfindungen, wenn uns durch unsere Sinne verschiedene Prozesse ins Bewusstsein kommen. Es gibt kein Bewusstsein ohne Empfindungen und umgekehrt gibt es keine Empfindung ohne Bewusstsein. So verwundert es nicht, wenn durch die Erkrankung oder den Verlust eines unserer Sinnesorgane nicht nur unsere Wahrnehmung gestört ist, sondern auch unser Kommunikationsverhalten beeinträchtigt wird.

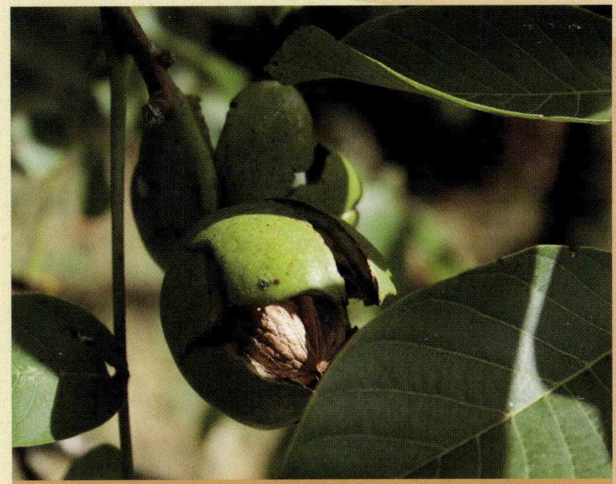

Walnuss *(Juglans regia)*
Die Walnuss ist ein stattlicher Baum mit weit ausladender Krone, der eine Höhe bis zu 20 m erreichen kann. Die grünen Früchte enthalten die bekannten Walnüsse. In den Blättern ist eine Substanz enthalten, die auf zahlreiche Pflanzenarten keim- und wuchshemmend wirkt, das Juglon. Ein Extrakt der grünen, die Nuss umgebende Hülle, dient als Färbe- und Gerbmittel.

Heilkräutertee bei Augenentzündungen

Das „trockene Auge", ein immer häufiger auftretendes Leiden, ist meist ein Symptom am Ende einer langen Kette von Ursachen, das auf erhebliche Störungen des Immunsystems hinweist und leider noch viel zu oft nur symptomatisch behandelt wird.

Der Augapfel muss ständig feucht gehalten und vor dem Austrocknen geschützt werden. Der Feuchtigkeitsfilm wird dabei von den in der Bindehaut liegenden Drüsen selbst produziert. Durch bestimmte äußere Einflüsse wie Staub, Klimaanlagen, trockene Raum- oder Zugluft kann es zu einem beschleunigten Abtrocknen des Feuchtigkeitsfilms kommen.

Auch die Einnahme bestimmter Medikamente, wie Betablocker, oder eine hormonelle Veränderung, insbesondere bei Frauen, kann zu einer Verminderung der Produktion der Tränenflüssigkeit führen.

In beiden Fällen kann sich der Mangel an Tränenflüssigkeit durch brennende, gerötete Augen bemerkbar machen. Hinzu kommt ein stumpfes, raues Gefühl. Dies wird häufig als eine Art Fremdkörper oder wie Sand im Auge empfunden. Wird dieses „trockene Auge" nicht behandelt, steigt die Gefahr einer Bindehautentzündung.

Zutaten

10 g Walnussblätter
10 g Löwenzahn
10 g Tormentillwurzel
15 g Himbeerblätter
5 g Augentrost

Zubereitung und Anwendung

Mischen Sie die Pflanzenteile sorgfältig. Übergießen Sie 1 Teelöffel der Mischung mit einer Tasse kochendem Wasser und lassen Sie den Aufguss etwa 5 Minuten abgedeckt ziehen.

Filtern Sie durch eine Filtertüte ab, damit keine Kräuterkrümel ins Auge gelangen. Sobald der Tee lauwarm abgekühlt ist, kann er morgens und abends in das Auge getropft werden. Er wirkt abschwellend und entzündungshemmend. Sie können auch in dem Tee getränkte Kompressen auflegen. Trinken können Sie den Tee natürlich auch, und zwar dreimal täglich eine Tasse.

Wissenswertes

Augentrost *(Euphrasia officinalis)*, so sagt es schon der Name, findet nicht nur in der Volksmedizin speziell Verwendung bei Augenproblemen. Auch die Schulmedizin lobt seine Heilwirkung. Arzneilich wird das gesamte blühende Kraut verwendet, außer den Wurzeln. Das Homöopathikum Euphrasia kann bei Augenentzündungen für Umschläge und Spülungen verwendet werden. Hierfür geben Sie 30 bis 50 Tropfen der Urtinktur auf ein Glas lauwarmes Wasser. Weiterhin findet das feine Pflänzchen auch Anwendung bei Gicht, Rheuma, Arthrose sowie bei Prostataleiden und Magenbeschwerden.

Heilkräutertee bei periodischen Kopfschmerzen

Die Ursachen für Kopfschmerzen sind sehr vielseitig: Wetterfühligkeit, Stress, Nikotin- und Alkoholkonsum, Haltungsschäden, Elektrosmogbelastung, Allergien, aber auch Infektionen können sie auslösen.

Zutaten

35 g Kamille
35 g Wacholder
35 g Spitzwegerich

Zubereitung und Anwendung

Mischen Sie die Pflanzenteile sorgfältig. Übergießen Sie 1 Teelöffel der Teemischung mit einer Tasse kochendem Wasser und lassen Sie den Aufguss etwa 10 Minuten abgedeckt ziehen, bevor Sie ihn abfiltrieren. Von dem Tee sollten Sie morgens und abends eine Tasse trinken.

Wissenswertes

Bei heftigem Kopfschmerz kann eine feuchte Stirnkompresse mit Obstessig helfen. Legen Sie ein getränktes Tüchlein für 5 bis 20 Minuten auf die Stirn. Einseitig auftretende, stechende, migräneartige Kopfschmerzen klingen ab, wenn Sie eine Tasse starken Kaffee kochen und den Saft einer Zitrone hinzufügen. Das schmeckt zwar nicht sonderlich gut, aber es hilft – auch bei „Kater".

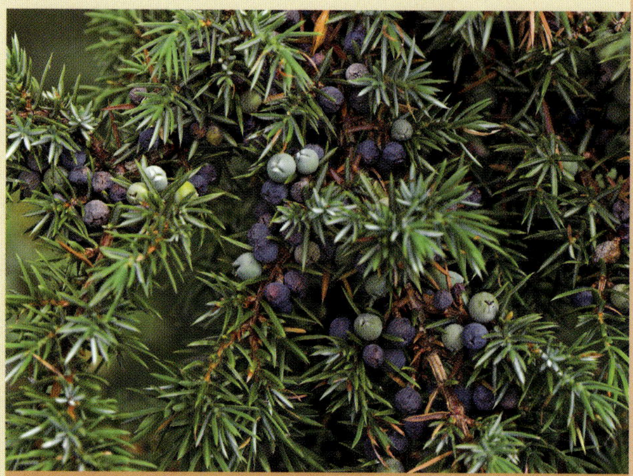

Wacholder *(Juniperus communis)*
Wacholder ist ein Zypressengewächs und kommt sowohl als niederliegender Strauch, wie auch als säulenförmiger Strauch vor. Die Früchte, uns als Wacholderbeeren bekannt, brauchen drei Jahre bis zur Reife. Sie dienen getrocknet als Würze für Beizen, frisch verleihen sie Wacholderschnaps seinen markanten Geschmack.

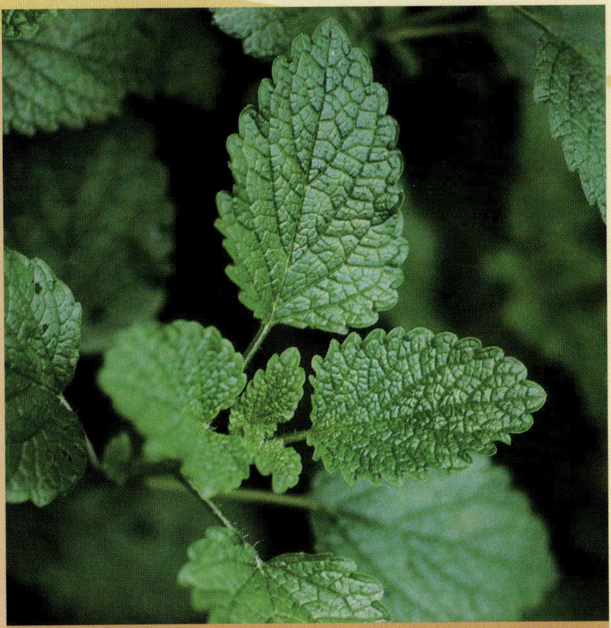

Zitronenmelisse *(Melissa officinalis)*
Zitronenmelisse ist eine 30 bis 70 cm hoch werdende Staude. Ursprünglich stammt sie aus den Mittelmeerländern, wird aber auch gerne in heimischen Gärten angepflanzt. Blätter für Tee erntet man am besten vor der Blütezeit.

Heilkräutertee bei Spannungskopfschmerzen

Rund zwei Millionen Menschen leiden an Kopfschmerz-Dauerqualen, aber nicht immer sind chemische Schmerzmittel der einzige Ausweg.

Zutaten

15 g Pfefferminze
25 g Melisse
25 g Baldrianwurzel
25 g Kamille
25 g Gardenie

Zubereitung und Anwendung

Mischen Sie die Pflanzenteile sorgfältig. Übergießen Sie 1 Teelöffel der Teemischung mit einer Tasse kochendem Wasser und lassen Sie den Aufguss etwa 10 Minuten abgedeckt ziehen, bevor Sie ihn abfiltrieren. Von dem Tee sollten Sie morgens und abends eine Tasse trinken.

Wissenswertes

Schon Plinius der Ältere riet in der Antike bei Spannungskopfschmerzen, die Schläfen, Stirn oder Nacken mit Pfefferminzöl einzureiben. Heute beweisen klinische Studien, dass die Wirkung der Minze den Vergleich mit Paracetamol oder Aspirin nicht zu scheuen braucht. Und so wenden Sie das pflanzliche Heilmittel an: Verreiben Sie mehrmals täglich wenige Tropfen Pfefferminzöl – sie erhalten dieses beispielsweise in der Apotheke – auf Stirn und Schläfen. Achten Sie darauf, dass kein Öl in die Augen oder an die Schleimhäute gelangt, und wenden Sie Minze bei Kleinkindern nicht im Kopfbereich an.

Heilkräutertee bei Ohrenschmerzen

Wie andere Sinnesorgane auch, ist das Ohr besonders empfindlich. Eine Entzündung am Ohr ist meist sehr schmerzhaft, das Ohr ist gerötet, der Kiefer schmerzt, jede Berührung tut weh.
Im knorpeligen Teil des etwa 3,5 Zentimeter langen Gehörgangs befinden sich kleine Flimmerhärchen und Drüsen, die das Ohrenschmalz (Cerumen) absondern. Damit sich das Innenohr vor Viren, Bakterien und Verunreinigungen wie Staub sowie anderen Fremdkörpern schützen kann, müssen wir seine natürliche Funktion bewahren. Eine tägliche Reinigung bis in den hintersten Winkel ist hier eher kontraproduktiv. Bei einer Gehörgangsentzündung (Otitis externa) sind außerdem häufig mikroskopisch kleine Verletzungen, wie sie beim Reinigen mit Wattestäbchen entstehen können, die Ursache. Das Risiko für eine Entzündung kann sich noch

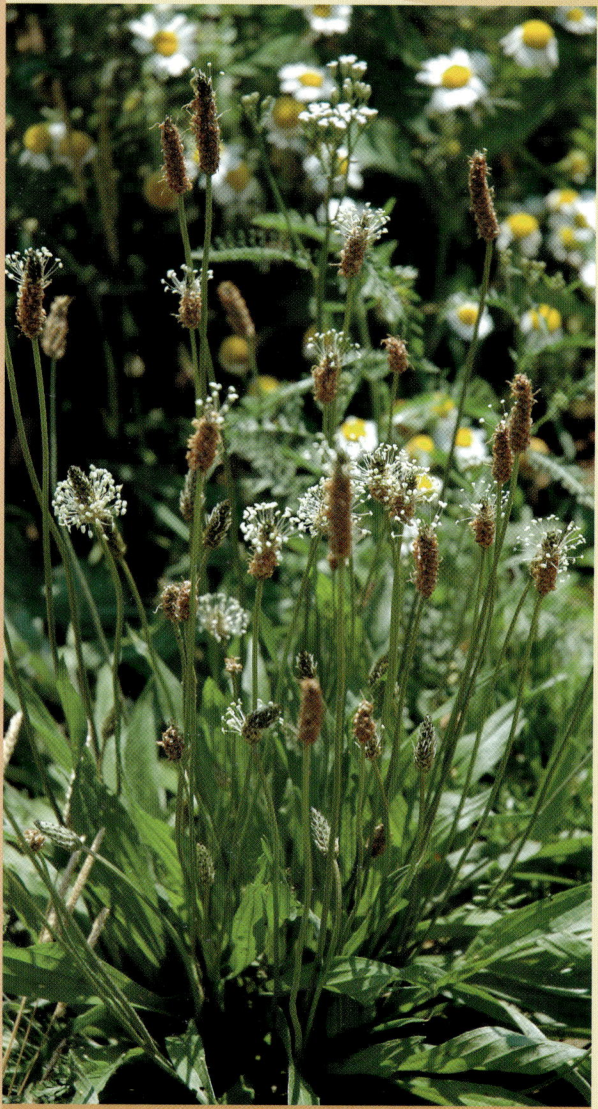

Spitzwegerich *(Plantago lanceolata)*

Spitzwegerich, ein Wegerichgewächs, erkennt man an den schmal-lanzettlichen Blättern, die bis zu 40 cm lang sein können und aus denen der bis zu 40 cm lange Blütenstängel hervorsprießt. Die Pflanze kann auf fast jeder Wiese ausgegraben werden. Geerntet wird das oberirdische Kraut während der Blütezeit von Juni bis August.

erhöhen, wenn im Sommer nach dem Schwimmen in unreinen Gewässern Wasser im Gehörgang verbleibt. Wenn Ohrenschmerzen mit Fieber, stechenden und pochenden Schmerzen, Druckgefühl, Bläschenbildung und/oder Schwerhörigkeit einhergehen sollten, ist umgehend ein Arzt aufzusuchen.
Ebenso kann Ohrensausen die unterschiedlichsten Ursachen haben und als Begleiterscheinung einer ernsthaften Erkrankung auftreten. Beispielsweise Kreislauferkrankungen, eine Verletzung des Trommelfells, ein Innenohrdefekt, Vitamin- und Mineralstoffmangel, psychische Belastung, ein bevorstehender Hörsturz oder Tubenkatarrh.

Zutaten

25 g Kamille
25 g Pfefferminze
25 g Spitzwegerich
25 g Hagebutte

Zubereitung und Anwendung

Mischen Sie die Pflanzenteile sorgfältig. Übergießen Sie 1 Esslöffel der Teemischung mit 1/2 Liter kochendem Wasser und lassen Sie den Aufguss etwa 10 Minuten abgedeckt ziehen, bevor Sie ihn abfiltrieren. Trinken Sie morgens und abends je eine Tasse.

Wissenswertes

Apfelessig regt die Durchblutung an, was auch bei Ohrensausen hilfreich sein kann. Hierfür werden warme Auflagen mit unverdünntem Apfelessig, eventuell vermischt mit einem Zinnkrautaufguss, aufgelegt.
Bei Ohrenschmerzen helfen auch Dampfbäder mit Apfelessig und Kamille im Verhältnis 1:2. Ein bewährtes Hausmittel sind Zwiebelauflagen. Sie fördern die Durchblutung des Ohrs, lindern Schmerzen und hemmen die Entzündung. Hierfür hacken Sie die Zwiebeln ganz fein, überbrühen sie kurz und lassen das Ganze abtropfen. Dann geben Sie den Zwiebelbrei auf ein

trockenes Geschirrtuch oder Taschentuch. Anschließend legen Sie den warmen Brei auf das erkrankte Ohr, damit die wohltuenden Dämpfe die Entzündung und die Schmerzen lindern. Ähnlich schmerzlindernd und entzündungshemmend wirken Kamillenblüten. Geben Sie eine Handvoll Blüten in ein Stofftüchlein, beispielsweise ein Taschentuch, und erwärmen das Ganze über einem Toaster oder kurz im Backofen. Mithilfe eines Schals können Sie das Blütenbeutelchen dann am Ohr fixieren.

Tee bei Parodontose

Neben Karies ist Parodontose die häufigste Zahnerkrankung, sie betrifft das Zahnfleisch sowie die Wurzelhaut und kann bis zum Alveolarknochen durchdringen. Zahnmediziner unterscheiden zwischen den fortschreitenden Stadien der Entzündungen, die bis zum Zahnverlust führen können. Beginnend als Gingivitis, greift der Entzündungsprozess allmählich auf das Zahnbett über. Geht das Zahnfleisch ohne erkennbare Entzündungsanzeichen zurück, handelt es sich um die sogenannte Parodontosis. Mangelnde Pflege, Ernährungssünden, aber auch Krankheiten wie Diabetes, Leber- und Magenleiden begünstigen Erkrankungen an den Zähnen.

Zutaten

50 g Kamille
35 g Salbei
15 g Arnika

Zubereitung und Anwendung

Mischen Sie die Pflanzenteile sorgfältig. Übergießen Sie 1 Esslöffel der Teemischung mit einer Tasse kochendem Wasser und lassen Sie den Aufguss etwa 10 Minuten abgedeckt ziehen, bevor Sie ihn abfiltrieren. Machen Sie damit mehrmals täglich Spülungen.

Wissenswertes

Gegen Parodontose, Karies und bei unschönen Verfärbungen der Zähne hilft Apfelessig. Mit seinen zahlreichen Mineralien stärkt und durchblutet er das Zahnfleisch, hemmt Entzündungen und desinfiziert den gesamten Mundraum. Das gelingt natürlich nur, wenn er nicht im Schrank steht und auf den nächsten Salat wartet, sondern zum Gurgeln und auch als Getränk gebraucht wird. Zum Trinken wie auch zum Gurgeln geben Sie 2 Teelöffel Essig auf ein Glas Wasser.

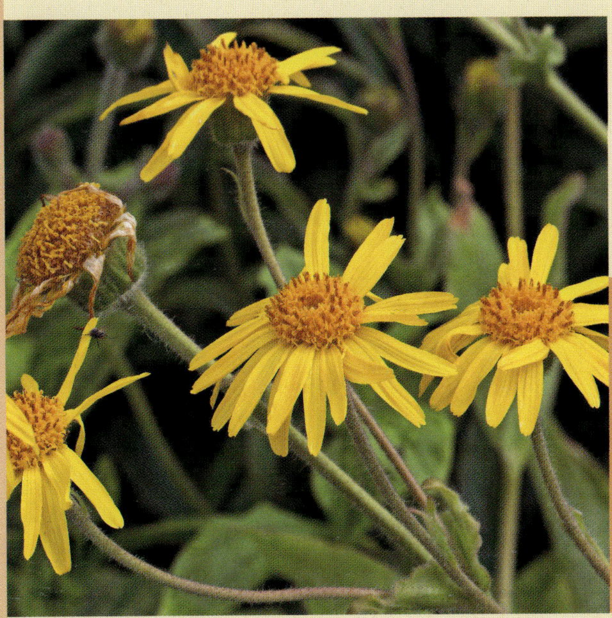

Arnika *(Arnica montana)*

Arnika wird im Volksmund als Bergwohlverleih, Gemsblume oder Kraftwurz bezeichnet. Ihre nie ganz regelmäßigen strahlenförmigen Blütenkränze öffnen sich von Juni bis August. Sie wird bis zu 50 cm groß. Arnika ist vielseitig verwendbar – besonders bei Verletzungen und Entzündungen.

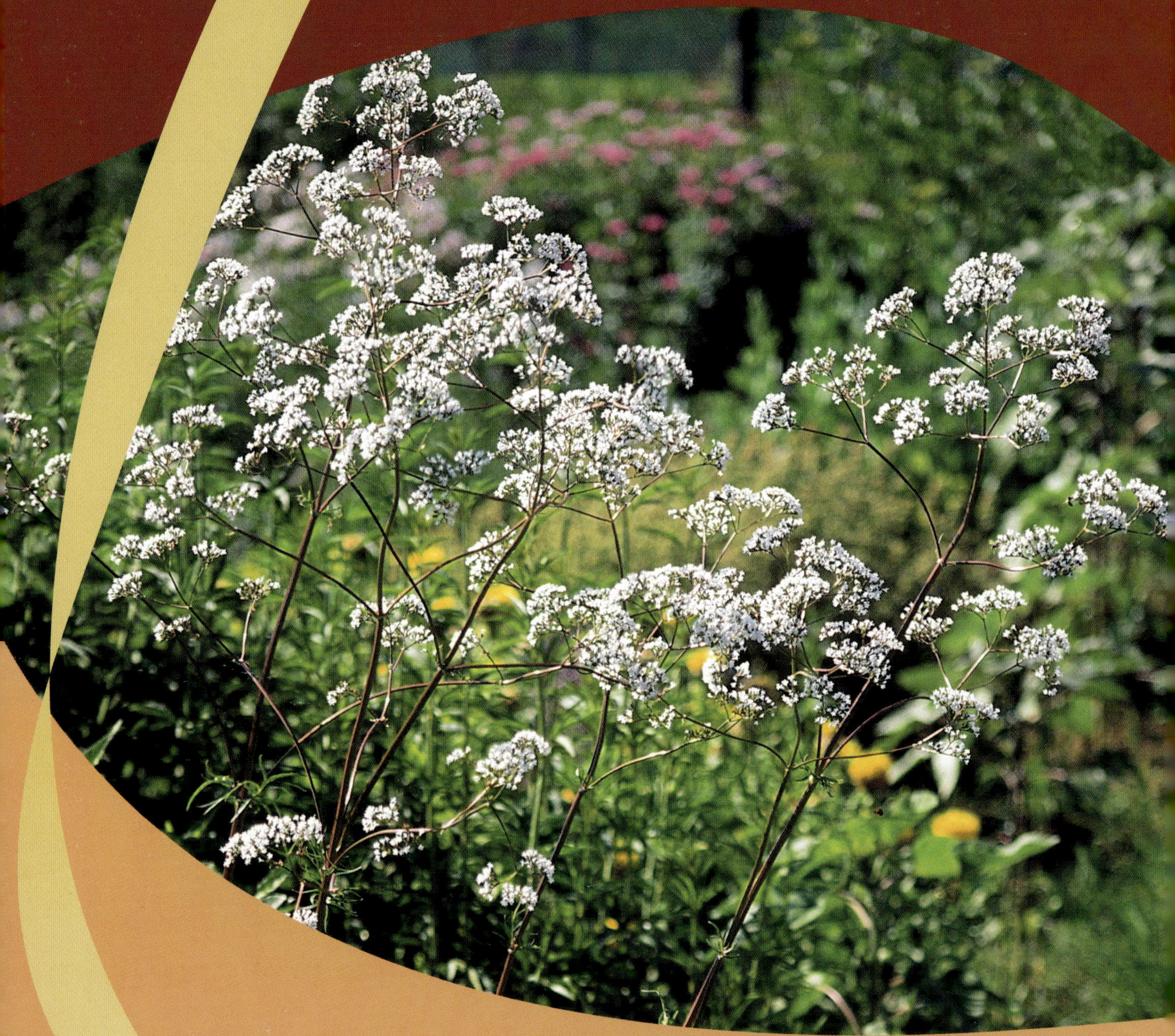

Erschöpfungszustände und Nervenleiden

Nervenberuhigende Tees

Wenn die Nerven nur noch am seidenen Faden hängen und das vegetative Nervensystem über einen längeren Zeitraum überreizt ist, können sich, auch je nach Veranlagung oder Vorerkrankungen, im gesamten Körper die unterschiedlichsten organischen Symptome einstellen: Unruhe, Überempfindlichkeit, Weinerlichkeit, Herzstolpern, Magenschmerzen, Schlafstörungen, Erschöpfung, Durchfall und Verstopfung, Schwindel oder ein nervöses Zucken der Augenlider sind sicher nur einige davon. In diesem Fall muss man sich fragen, ob nicht noch mehr dazugehört als ein Tässchen Tee, um wieder ausgeglichen, fröhlich, belastbar und fidel zu sein. Vielleicht sind ja auch eine Änderung der Lebensgewohnheiten und ein grundsätzliches Überdenken von Verhaltensmustern angesagt. Meditation, Yoga, lange Spaziergänge in der Natur und Gespräche mit guten Freunden oder einem geschulten Therapeuten wären hier die ersten Schritte.

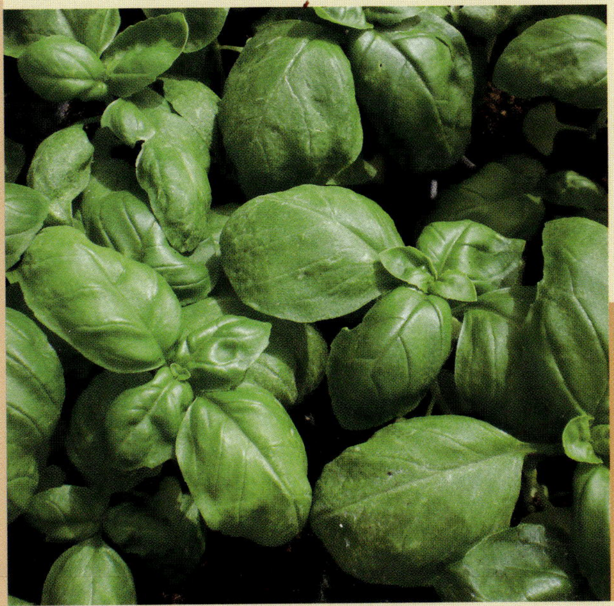

Heilkräutertee bei Nervenschwäche und Herzflattern

Unser hoch technisiertes Zeitalter ist geradezu ein Nährboden für nervliche Erkrankungen und nervöse Störungen. Probieren Sie diesen Tee zur Beruhigung der Nerven.

Zutaten

35 g Weißdornblüten und -blätter
25 g Lavendelblüten
25 g Basilikumblätter
35 g Pfefferminzeblätter

Zubereitung und Anwendung

Mischen Sie die Pflanzenteile sorgfältig. Für den jeweiligen Gebrauch übergießen Sie 1 Esslöffel der Mischung mit 1/2 Liter kochendem Wasser und lassen den Aufguss 10 Minuten ziehen. Trinken Sie über den Tag verteilt drei Tassen davon.

Wissenswertes

Nerven wie Drahtseile, wer wünscht sich das nicht? Außer zahlreichen Heilkräutern können auch homöopathische Heilmittel und ätherische Öle, wie beispielsweise Lavendel-, Basilikum-, Rosen-, Neroli- oder Sandelholzöl wieder Licht ins Dunkel bringen und den Körper und die Seele auf natürlichem Wege stärken. Verwenden Sie für Aromatherapien nur hochwertige natürliche Öle, es geht dabei um ihre Gesundheit!

Basilikum *(Ocimum basilicum)*
Das köstlich duftende Kraut stammt aus Indien. Die Blätter werden am besten vor der Blüte geerntet und am besten frisch verarbeitet, da sie sich nur schlecht einfrieren lassen und beim Trocknen viel Aroma verlieren.

Versuchen Sie doch einmal folgende Methode zum Inhalieren der kostbaren Essenzen: Sie geben zwei bis vier Tropfen Öl auf einen Liter heißes Wasser. Halten Sie dabei das rechte Nasenloch zu und atmen Sie durch das linke ein. Dann halten Sie das linke Nasenloch zu und atmen durch das rechte wieder aus. Nun halten Sie das linke nach wie vor zu und atmen durch das rechte ein und erst dann wieder durch das linke aus. Kurz: links ein – rechts aus – rechts ein – links aus – links ein usw. Bei diesem Vorgehen nehmen Sie mehr Sauerstoff als gewöhnlich auf.
Ein Präparat aus der Gemmo-Therapie ist die Mammutbaumknospe *(Sequoia gigantea)*. Sie wirkt als pflanzliches Beruhigungsmittel.

Heilkräutertee bei Erschöpfung und Schwäche

Anhaltende Erschöpfungssymptome treten nach einer Krankheit oder bei Vitamin- und Mineralmangel auf. Sie können aber auch den Beginn einer Infektionskrankheit ankündigen. Das in letzter Zeit immer häufiger auftretende Krankheitsbild des CMS (Chronisches Müdigkeitssyndrom) ist ebenfalls in Betracht zu ziehen.

Zutaten

10 g Habichtskraut
15 g Knabenkrautwurzel
25 g Frauenmantel
25 g Thymian
40 g Ginseng

Zubereitung und Anwendung

Mischen Sie die Pflanzenteile sorgfältig. Übergießen Sie 1 Teelöffel mit einer Tasse kochendem Wasser und lassen Sie den Aufguss etwa 15 Minuten abgedeckt ziehen, bevor Sie ihn abfiltrieren. Bis eine spürbare Besserung eintritt, trinken Sie von dem Tee täglich drei Tassen.

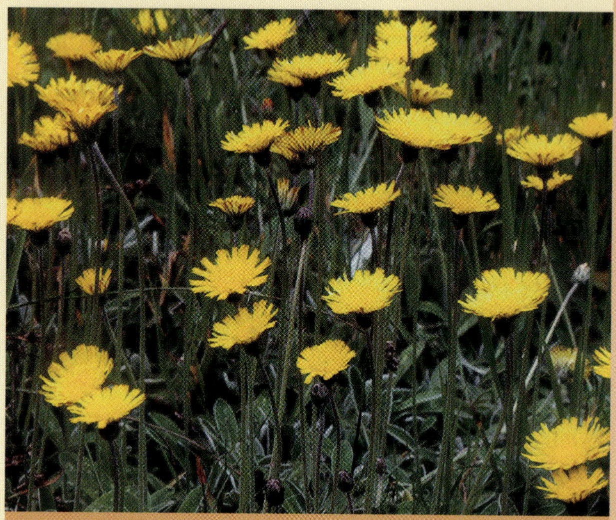

Habichtskraut *(Hieracium pilosella)*
Aus der Ferne betrachtet ähnelt das mehrjährige Habichtskraut dem Löwenzahn, aus der Nähe betrachtet sieht man jedoch, dass die Blätter anders geformt sind und der Stängel rauer ist. In der Volksmedizin wird es vor allem zur Stärkung der Sehkraft verwendet.

Wissenswertes

Ginseng wird in Ostasien schon seit Jahrtausenden als Stärkungs- und Kräftigungsmittel gepriesen. Für seine Wirkung verantwortlich sind die Ginsenoside, ein Gemisch aus verschiedenen Triterpensaponinen. Aber auch das Alter der Pflanze und dessen Anbaugebiet spielen eine Rolle. Im Volksmund wird sie nicht zu unrecht „Lebensverlängerungswurzel" und „Kraftwurzel" genannt. Sie wird besonders bei drohendem Kollaps, vermindertem Appetit, Konzentrationsmangel, Schwächung und Abmagerung nach langer Krankheit, Schlaflosigkeit, Rekonvaleszenz, Angstzuständen, Impotenz und Unfruchtbarkeit der Frau empfohlen. Sofern Ihr Arzt nichts anders verordnet, wird eine mittlere Tagesdosis von 1 bis 2 Gramm der Droge empfohlen und, wie in den Ursprungsländern üblich, über Monate verwendet.

Tee bei Schlafstörungen und Anspannung

Die Passionsblume besitzt angstlösende und nervenberuhigende Eigenschaften, wirkt damit beruhigend und auch den Schlaf fördernd.

Zutaten

20 g Hopfenzapfen
20 g Zitronenmelisse
20 g Lavendelblüten
20 g Baldrianwurzeln
20 g Passionsblumenblüte und -blätter

Zubereitung und Anwendung

Mischen Sie alles sorgfältig. Geben Sie 1 bis 2 Teelöffel der Mischung auf 1/2 Liter kochendes Wasser und lassen das Ganze anschließend 10 Minuten ziehen. Von dem Tee trinken Sie bereits am Nachmittag eine Tasse und eine weitere etwa 30 Minuten bevor Sie ins Bett gehen.

Wissenswertes

Wussten Sie, dass der Mensch nahezu ein Drittel seines Lebens mit Schlafen verbringt? Statistisch betrachtet sieht das so aus, dass wir rund 24 Jahre unseres Erdenlebens schlichtweg verpennen. Das sind 3000 von 8760 Stunden eines Jahres.
Aber diese Statistik nützt den Menschen, die viel zu häufig mit Schlafstörungen zu tun haben, recht wenig. Und davon sind immerhin etwa 25 Millionen Erwachsene betroffen. Die Ursachen können vielfacher Art sein – von Elektrosmog im Schlafzimmer, ungeeigneten Matratzen oder dem Schnarchen des Partners bis hin zu rheumatischen Erkrankungen oder Nebenwirkungen von Medikamenten. Am häufigsten sind allerdings psychische Probleme der Auslöser. Dazu gehören Stress, Liebeskummer und Ängste aller Art. Anstatt Schlaftabletten zu schlucken, fragen Sie sich lieber, was Sie an ihrer aktuellen Lebenssituation positiv verändern könnten. Vermeiden Sie elektrische Störungen im Schlafzimmer, wie Fernseher oder Radiowecker und verzichten sie auf das Mobiltelefon auf dem Nachtschränkchen.

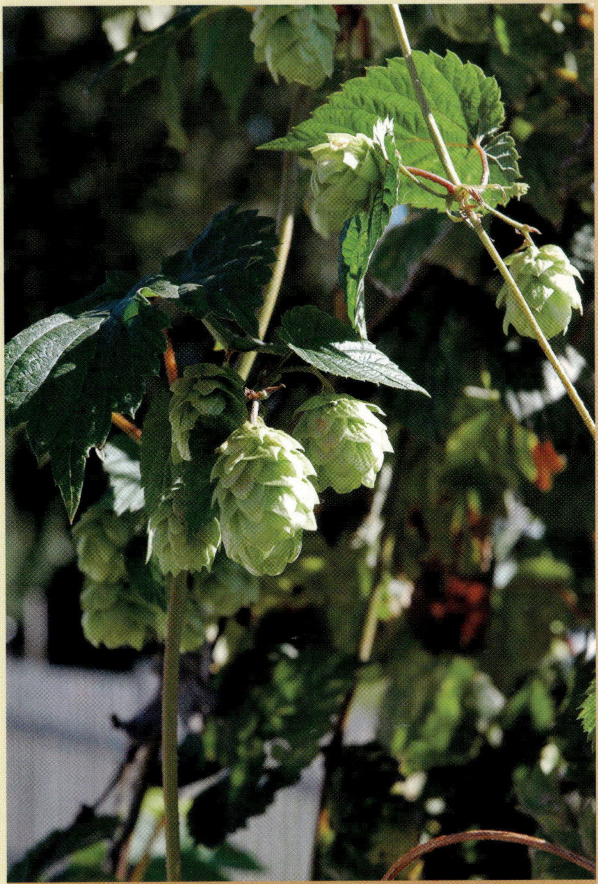

Hopfen *(Humulus lupulus)*
Hopfen ist ein Hanfgewächs, das etwa 6 m hoch wird und eine Schlingpflanze ist. Ob zum Bierbrauen oder für Arzneimittel: verwendet werden die weiblichen, mit Lupulindrüsen besetzten Pflanzen. Die getrockneten Hopfenblüten haben eine beruhigende und schlaffördernde Wirkung, die jungen Triebe können wie Spargel zubereitet werden und geben ein schmackhaftes Gemüse.

Heilkräutertee bei Gürtelrose

Gürtelrose oder Herpes zoster ist eine Viruserkrankung, die zu neuralgischen Schmerzen und zu bläschenartigen Hautveränderungen führt. Da diese zumeist in der Bauchgegend auftreten und einseitig vom Rücken zur Mittellinie führen und dabei den Körper wie ein Gürtel umfassen, erhielt sie im Volksmund den Namen Gürtelrose. Sie kann ebenso am Kopf, im Gesicht, an den Armen oder an den Oberschenkeln auftreten. Die Schmerzen sind heftig und bedürfen konsequenter ärztlicher Behandlung.

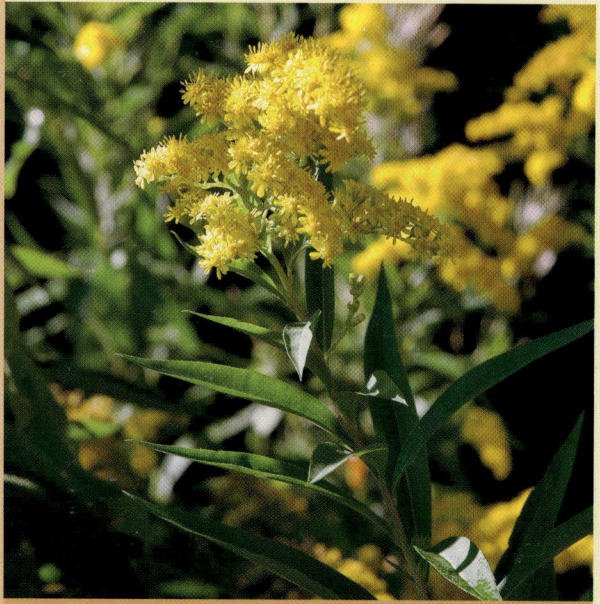

Goldrute *(Solidago)*
Charakteristisch sind die auffälligen goldgelben Blütenstände, die in schmalen gelben Rispen angeordnet sind. Die wechselständigen Laubblätter sind linien- bis speerförmig. Sie gedeiht auf Wiesen und entlang von Straßen und Bächen. Aus Stängeln und Früchten kann ein Farbstoff gewonnen werden. Bei uns sind vier Arten verbreitet.

Zutaten
30 g Holunderblüten
20 g Weidenrinde
20 g Johanniskraut
20 g Goldrute
10 g Brennnessel

Zubereitung und Anwendung
Mischen Sie alles sorgfältig. Übergießen Sie 1 Teelöffel der Mischung mit einer Tasse kochendem Wasser und lassen Sie den Aufguss 5 bis 10 Minuten ziehen. Von dem Tee können Sie dreimal täglich eine Tasse trinken.

Wissenswertes
Mit einer Trinkkur aus Holunderbeersaft können Giftstoffe schneller ausgeschieden und die körpereigenen Abwehrkräfte gestärkt werden. Auch Enzymkuren mit beispielsweise pflanzlichen Enzymen wie Bromealin oder Papain sind hilfreich. Sie steuern lebenswichtige chemische Regelmechanismen im Körper, aktivieren die Selbstheilungskräfte und spalten und zerstören krankmachende Substanzen.

Heilkräutertee bei Ischias und Hexenschuss

Ein plötzlich auftretender stechender Schmerz, der buchstäblich „ins Kreuz schießt", – das könnte ein Hexenschuss sein. Der Unterschied zwischen Ischias und Hexenschuss besteht darin, dass der Ischiasnerv und seine Wurzeln bei Druck Reizungen auf die Bandscheibe ausüben. Der große Hüftischiasnerv, unser längster Nerv, entspringt dem Rückenmark im Bereich der Lendenwirbelsäule. Ischiasschmerzen strahlen von der linken oder rechten Hüfte über das Gesäß in die Kniekehlen, in die Wade und bis hinunter zur Fußspitze aus, während beim Hexenschuss die Reizerscheinungen des herabziehenden Nervs fehlen. Ursache könnte eine Überanstrengung

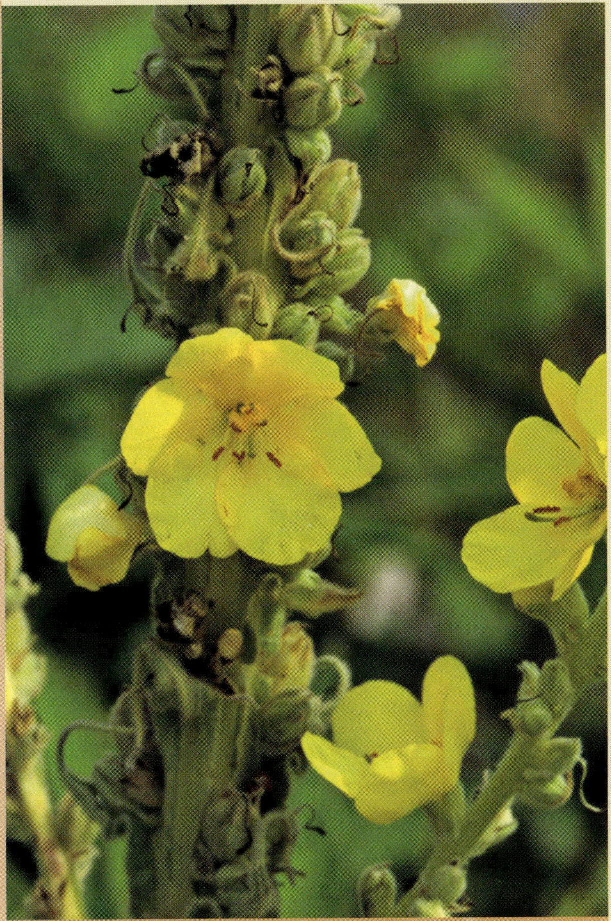

Königskerze *(Verbascum densiflorum)*
Die zweijährige Pflanze aus der Familie der Rachenblütler wird bis zu zwei Meter hoch. Erst im zweiten Jahr wächst aus der filzig behaarten Blattrosette ein langer, unverzweigter Stängel an dem von Juni bis September große gelbe Blütenähren erscheinen.

sein, es kann aber auch einfach beim Bücken oder Heben passieren. Unterkühlung, Vitamin-B1-Mangel, chronische Entzündungsherde an Zähnen, Mandeln, Eierstöcken, Gebärmutter, aber auch Gicht, Rheuma oder die Scheuermann-Krankheit disponieren das Leiden.

Zutaten

20 g Wacholderbeeren
20 g Königskerze
20 g Baldrianwurzel
10 g Angelikawurzel
10 g Holunderblüten
10 g Lindenblüten

Zubereitung und Anwendung

Mischen Sie die Pflanzenteile sorgfältig. Übergießen Sie knapp 2 Esslöffel der Mischung mit 1/2 Liter Wasser und lassen Sie den Aufguss 10 Minuten ziehen. Von dem Tee können Sie mehrmals täglich eine Tasse trinken. Während der Schwangerschaft aber bitte unbedingt den Arzt konsultieren.

Wissenswertes

Baldrian *(Valeriana officinalis)* wirkt beruhigend und entspannend. In der Volksheilkunde wird er bei Stress, Nervosität, Schlafstörungen, Herzklopfen, Angstzuständen und nervösem Zittern eingesetzt. Er löst auch verspannte Muskeln, somit lindert er bei Asthma, Koliken, Reizdarm oder Muskelkrämpfen die Beschwerden. Wenn schon die geringste Bewegung starke Schmerzen auslöst, hilft die homöopathische Zubereitung der Zaunrübe (Bryonia D6). Man nimmt davon alle halbe Stunde fünf Globuli und wartet für weitere Maßnahmen rund vier bis fünf Stunden ab.
Bei einem akuten Ischiasschmerz oder Hexenschuss hilft erst einmal ruhig stellen und sich so gut wie es geht zu entspannen und sich flach hinzulegen. Wenn der Schmerz und die Bewegungseinschränkung es erlauben, käme ein heißes Vollbad mit entspannenden Heublumen in Betracht. Hierfür kochen Sie 500 Gramm Heublumen in einem Liter Wasser auf, lassen das Ganze 15 Minuten ziehen und geben den gefilterten Sud ins Badewasser. Falls Sie jedoch eine Taubheit der Haut bemerken oder gar Lähmungserscheinungen registrieren, sollten Sie nicht experimentieren, sondern sofort einen Arzt aufsuchen.

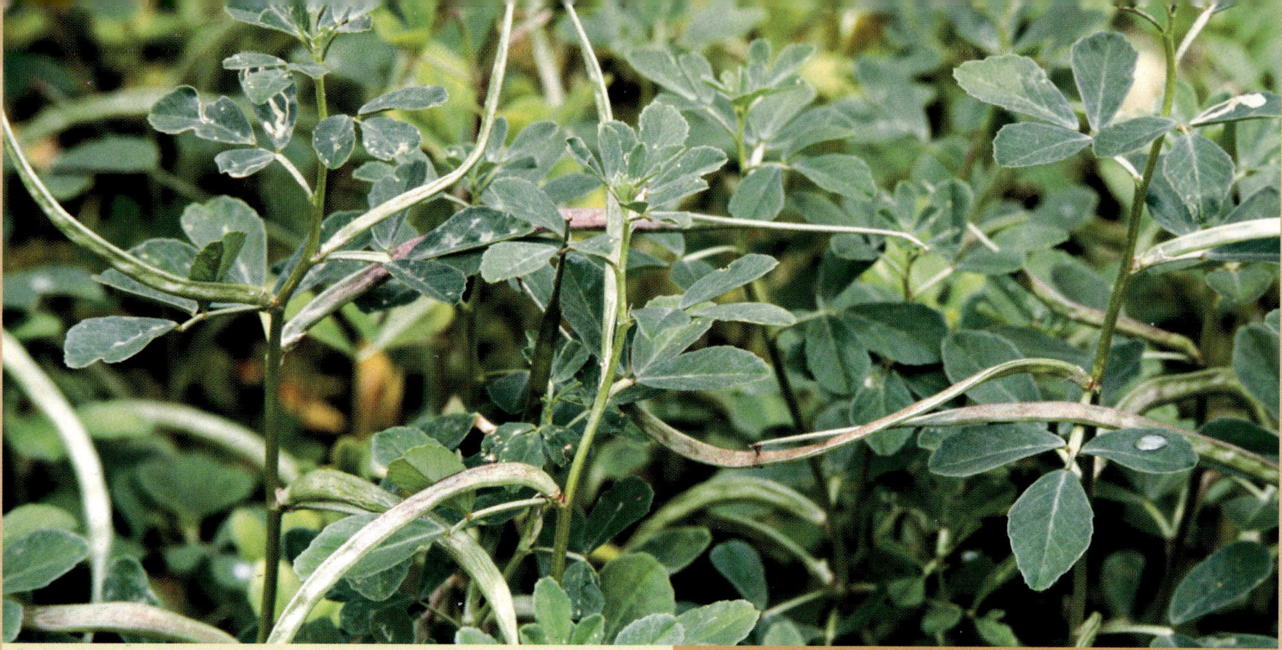

Heilkräutertee zur Regeneration

Nach einer Krankheit braucht der Organismus erst einmal Zeit, um sich zu erholen. Das gilt auch dann, wenn man das Gefühl hat, wieder Bäume ausreißen zu können.

Beispielsweise erneuern sich die Zellen der Leber alle 10 bis 20 Tage, die des Dickdarms alle 10 Tage und die der Harnröhre alle 64 Tage. Erst dann, wenn sich die neuen Zellen gebildet haben und wieder auf Gesundheit programmiert sind, kann der Körper wieder zu seiner alten Kraft zurückkehren.

Zutaten

100 g Bockshornklee
oder
100 g Benediktenkraut

Zubereitung und Anwendung

Übergießen Sie 1 Teelöffel der Pflanzenteile mit einer Tasse kochendem Wasser und lassen Sie den Aufguss etwa 10 Minuten abgedeckt ziehen, bevor Sie ihn abfiltrieren. Von dem Tee trinken Sie täglich bis zu drei Tassen.

Bockshornklee

(Trigonella foenum-graecum)

Ursprünglich kommt die einjährige, bis 60 cm hohe Pflanze aus Persien. Die Samen sind beispielsweise ein wesentlicher Bestandteil von Curry. Neben ihrer Verwendung als Würzmittel dienen sie aber auch Heilzwecken.

Wissenswertes

Bockshornkleesamen schmeckt nicht nur köstlich als Gewürz, er hat noch weitaus mehr Vorzüge. Er enthält über 40 ätherische Öle, Kupfer, Cholin, Lysin, Trigonellin, Vitamine, Mineralsalze, Saponine und Flavonoide. In dem Kräuterbuch von Hieronymus Bocks aus dem Jahre 1565 wird Bockshornklee bei Haarausfall und Erbgrind empfohlen. Hippokrates, Hildegard von Bingen, Albertus Magnus, Paracelsus, Kneipp, Dioskurides und viele andere renommierte Gelehrte setzten den Bockshornkleesamen als Therapeutikum bei Schwächezuständen, Gelenkschmerzen, krankhaften Hautzuständen und allerart Haarproblemen ein. Übrigens: Im Handel wird Bockshornklee auch in Kapselform angeboten, die gute Erfolge bei Haarausfall aufweisen sollen. In Indien wird Blockshornklee traditionellerweise mit Öl vermengt zur Kräftigung des Haars auf die Kopfhaut aufgetragen.

Tee zur Steigerung der Abwehrkräfte

Wussten Sie, dass unsere Zellen untereinander kommunizieren? Unser Immunsystem besteht beispielsweise aus über tausend Milliarden Zellen, die fortwährend Botenstoffe aussenden und sich so untereinander verständigen. Sie bilden so die Verteidigungsbarriere gegen unerwünschte, den Körper schwächende Eindringlinge. Nach Prof. F.A. Popp „unterhalten" sich unsere Zellen über Lichtquanten, die sogenannten Biophothonen. Pflanzliche Immunstimulanzien steigern demnach unsere körperlichen Abwehrkräfte, indem sie sich zum einen durch Wirkstoffe, aber auch durch Lichtbotschaften an das Abwehrsystem wenden.

Zutaten

25 g Wacholder
25 g Tausendgüldenkraut
30 g Hagebutten
30 g Brennnessel
30 g Bockshornklee
30 g Schafgarbe

Zubereitung und Anwendung

Mischen Sie die Pflanzenteile sorgfältig. Übergießen Sie 3 Esslöffel mit 1 Liter kochendem Wasser und lassen Sie den Aufguss etwa 10 Minuten abgedeckt ziehen, bevor Sie ihn abfiltrieren. Trinken Sie täglich eine Tasse.

Wissenswertes

Die heilkundige Äbtissin Hildegard von Bingen wirkte vor 900 Jahren. Sie empfahl bei Erschöpfung und zur Regeneration nach Krankheiten Gerstenbäder. Kochen Sie hierfür rund 1 Kilogramm Gerste etwa 30 Minuten lang in 4 Liter Wasser. Wenn Sie eine Getreidemühle haben, können Sie das Korn auch vorher schroten. Den sämigen Brei geben Sie dann in das ca. 38 °C warme Badewasser. Beim Baden lassen Sie den Herzbereich außerhalb des Wassers, um das Kreislaufsystem nicht unnötig zu belasten. Baden Sie darin zwei- bis dreimal wöchentlich rund 20 Minuten. Am besten nimmt man das Gerstenbad am Abend, direkt vor dem Zubettgehen, oder Sie ruhen sich danach noch etwas aus. Bodylotion brauchen Sie übrigens nach einem Getreidebad keine mehr. Die Haut fühlt sich dann an wie Seide. Nach der Heilmittellehre von Hildegard kann der Gerstenbrei ebenso für Umschläge zur Linderung von Entzündungen verwendet werden.

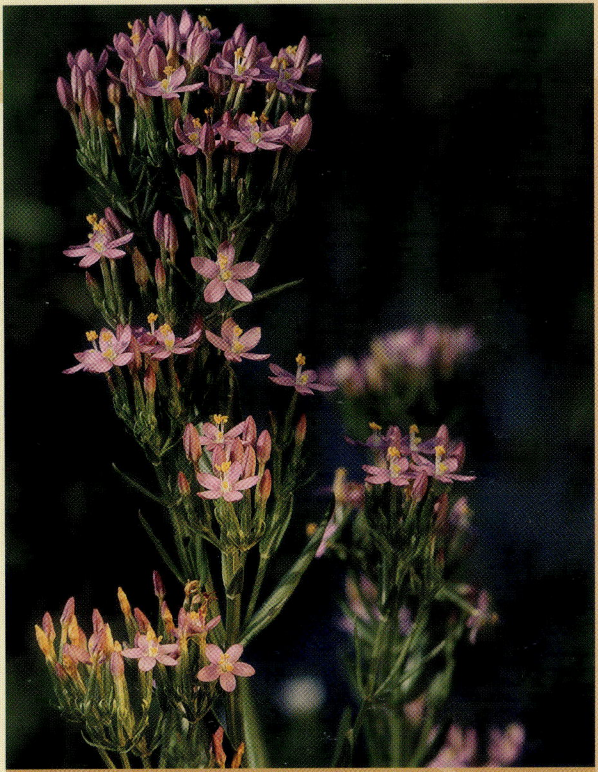

Tausendgüldenkraut *(Centaurium)*
Tausendgüldenkraut gehört zur Familie der Enziangewächse und steht unter Naturschutz. Die bis zu 50 cm hohe Pflanze blüht von Juni bis September mit kleinen rosafarbenen Blüten. Im Jahr 2004 war es Heilpflanze des Jahres.

Sammelkalender

Monat	März	April	Mai	Juni	Juli	Aug	Sep	Okt	Nov	Dez
Ackerschachtelhalm			T	T						
Ackerwinde	W	W		K	K	K	W	W		
Alant							W	W		
Apfel						F	F	F	F	F
Arnika (Naturschutz!)		W			BL	BL		W		
Augentrost					K	K	K	K		
Baldrian							W	W		
Bärlauch		Z/BT	Z/BT							
Bärlapp					S	S/K	S/K			
Beifuß				T	T	T	T			
Beinwell	W	W	BT	BT	BT	BT	W	W		
Benediktenkraut				K	K					
Besenginster (giftig!)			T							
Bibernelle	W	W/K	K	K	K		W	W		
Birke		BT	BT	BT						
Blutwurz	W	W					W	W		
Bockshornklee				S	S	S				
Breitwegerich			K	K	K	K	K			
Brennnessel			K	K						
Brombeere			BT/T	BT/T	F	F	F	F	F	
Ehrenpreis		BL			BL	BL				
Eibisch			BT	BT				W	W	
Eiche	R	R		BT	BT			F		

BL: Blüte BT: Blätter F: Frucht K: Kraut R: Rinde S: Samen T: Triebe W: Wurzel Z: Zwiebel

Monat	März	April	Mai	Juni	Juli	Aug	Sep	Okt	Nov	Dez
Engelwurz	W							W		
Erdbeere	W	W	W/BL	BT/F	F			W		
Frauenmantel		K	K	K	K	K				
Gänseblümchen	BL	BL	BL	BL	BL	BL				
Gänsefingerkraut			K	K	K	K				
Giersch	W	W	BT/T	BT/T	BT/T			W	W	
Goldrute					K	K				
Gundermann		BT/K	BT/K	BT/K						
Johanniskraut					BL/K	BL/K				
Kalmus	W							W	W	
Kamille			BL	BL	BL	BL				
Kapuzinerkresse			BL/BT	BL/BT	BL/BT	BL/BT	BL/BT/S	BL/BT/S		
Klatschmohn			BL	BL						
Lavendel				T	T/BL	BL				
Liebstöckel (ab zweitem Jahr)	W	K/W	K	K	K	K	F	W		
Linde				BL	BL					
Löwenzahn	W	BL/BT/W	BL/BT/W							
Lungenkraut			K	K						
Malve				BL/BT	BL/BT	BL/BT				
Mädesüß			BL	BL	BL					
Majoran				K	K/BT	K/BT	K/BT			
Mariendistel (Naturschutz!)						BL/S	S			
Märzveilchen	K/W	K/W					W	W		

Monat	März	April	Mai	Juni	Juli	Aug	Sep	Okt	Nov	Dez
Melisse				BT	BT	BT				
Nelkenwurz	W	W	BT/K	BT/K	BT/K	BT/K	W	W		
Pfefferminze		BT	BT	BT	BT	BT	BT			
Ringelblume				BL	BL	BL				
Rittersporn			BL	BL	BL	BL				
Salbei			BT	BT	BT	BT	BT			
Schafgarbe				K/BL	K/BL	K/BL	K			
Scharbockskraut	BT/BL	BT/BL								
Schlehe	BL	BL							F	F
Schlüsselblume (Naturschutz!)	BT	BT	BT					W		
Spitzwegerich				K	K	K	K			
Stiefmütterchen, wildes			K	K	K					
Süßholz								W		
Wacholder (Naturschutz!)						F	F			
Waldmeister		K	K	K						
Wegwarte					K	K	K/W	K/W	K	
Weidenröschen, kleinblütiges				K	K	K	K			
Weißdorn			BL/BT			F	F	F		
Wermut					T	T	T			
Ysop			T	T	K	K				

BL: Blüte BT: Blätter F: Frucht K: Kraut R: Rinde S: Samen T: Triebe W: Wurzel Z: Zwiebel

Register

Impressum

Druck- und Verlagsges.m.b.H. Nfg. KG
Sturzgasse 1A, A-1141 Wien
E-Mail: buch@avbuch.at, Internet: www.avbuch.at

Die Deutsche Bibliothek – CIP-Einheitsaufnahme
Die Deutsche Bibliothek verzeichnet diese Publikation in der Deutschen Nationalbibliografie; detaillierte bibliografische Daten sind im Internet über http://dnb.ddb.de abrufbar.

Projektleitung: Brigitte Millan-Ruiz, avBUCH
Redaktion: Redaktionsbüro Wolfgang Funke, Augsburg
Umschlag & Layout: Ravenstein + Partner, Verden
Satz: armanda,geisler Wien
Bildreproduktion: Hantsch & Jesch PrePress Services OG, Wien

Druck und Bindung: Westermann Druck, Zwickau
Printed in Germany

ISBN 978-3-7040-2295-0

Bildquellen

Coverfoto:
Wolfgang Redeleit
Inhalt:
Frank von Berger: Seite 20, 58, 81
Wolfgang Funke: Seite 79
Graphit Stadler & Wintterlin: Seite 6, 8, 11, 14, 15, 19, 21, 22, 25, 26, 27, 28, 29, 30, 31, 33, 34, 35, 36, 37, 39, 40, 42, 44, 46, 47, 50 , 51, 53, 55, 59, 60, 61, 63, 64, 65, 67, 69, 82, 87, 88
Frank Hecker: Seite 4, 9, 12, 41, 45, 49, 52, 54, 57, 66, 67, 71, 72, 73, 74, 76 links, 78, 80, 83, 86, 89, 90, 91
Thomas Kunz: Seite 24, 84
Rita Pilaske: Seite 32, 56, 76 rechts, 85
H. Pirker: Seite 13